U0053282

代中醫論叢・療法應用類

夾脊穴臨床應用

余明哲、范玉櫻 編著

東大圖書公司

國家圖書館出版品預行編目資料

夾脊穴臨床應用／余明哲，范玉櫻編著.－－初版一刷.－－臺北市；東大，2003
面；　公分－－(現代中醫論叢.療法應用類)
參考書目：面
ISBN 957-19-2508-X　(平裝)

1.經穴 2.針灸

413.912　　92004837

網路書店位址　http://www.sanmin.com.tw

 夾脊穴臨床應用

編著者　余明哲　范玉櫻
發行人　劉仲文
著作財產權人　東大圖書股份有限公司
臺北市復興北路386號
發行所　東大圖書股份有限公司
地址／臺北市復興北路386號
電話／(02)25006600
郵撥／0107175-0
印刷所　東大圖書股份有限公司
門市部　復北店／臺北市復興北路386號
重南店／臺北市重慶南路一段61號
初版一刷　2003年4月
編　號　E 41027-0
基本定價　肆　元
行政院新聞局登記證局版臺業字第〇一九七號

ISBN　957-19-2508-X　(平裝)

編寫說明

夾脊穴，又稱挾脊、俠脊，原指挾於脊柱兩側的經穴，最早出自《素問・刺瘧》篇：「十二瘧者，……刺項以下俠脊者必已」，而明確提出其位置概念的是晉・葛洪所著的《肘後備急方》：「夾背脊大骨空中，去脊各一寸」，後作為奇穴名者溯源於華佗，如《華佗別傳》曰：「有人病腳躄，不能行……後灸癒，灸處夾脊一寸上下……」，所述「灸處」即為夾脊穴，近代著名的針灸學家承淡安在其所著的《中國針灸學》中將此穴位置予以明確：自第一胸椎之下至第五腰椎之下，每椎從脊中旁開五分，左右共計34穴，並命名為「華佗夾脊穴」，簡稱「佗脊穴」。其後的針灸書籍中有關夾脊穴的內容多同承氏所載。

夾脊穴療法，是針刺夾脊穴以治療全身疾病的一種方法，它與頭針療法、耳針療法一樣，同屬於「微針療法」的範疇，自古至今被廣泛應用於臨床，尤其是70年代末，夾脊穴在機體各部位的針麻手術中的成功運用是夾脊穴研究的第一個高潮，近20餘年來，夾脊穴臨床應用範圍的擴展、治療效果的提高、作用機理的闡明都取得了更好的進展。目前，夾脊穴的治療範圍已包括運動系統、神經系統、泌尿生殖系統、消化系統、呼吸系統、血液系統等在內的多系統疾病60餘種，其臨床有效驗案達10000餘例，特別是在治療脊柱及其周圍組織疾病、某些疑難雜症方面具有明顯優勢。

夾脊穴與傳統的經穴相比，在操作方法、應用範圍及對某些疾病的治療效果等方面顯示出獨特之處，在臨床上彌補了針刺傳統經穴治療疾病的不足，它以「取穴簡便、主治廣泛、療效顯著、操作安全」等特點，正受到世界各地針灸臨床醫家越來越多的重視與關注。然綜觀目前所及資料，夾脊穴在命名、定位、穴數、刺法、臨床運用等方面卻長期其說不一，沒有一個客觀化的標準。迄今，有關夾脊穴療法的專著甚少，有鑑於此，作者博採以往公開出版的各類刊物中有關夾脊穴研究之精華，結合自己臨床運用夾脊穴的切身感受與體會，進行整理歸納，擬就以上問題明確認識，並提出個人見解，撰成此書，希望藉以對臨床從事這一療法的同道起到參考或抛磚引玉的作用，從而促進夾脊穴臨床運用的系統化、標準化，進一步提高夾脊穴的臨床療效。

全書分上、下兩篇，上篇主要詳述了夾脊穴的淵源與發展、定位、命名、主治範圍、刺灸方法、選穴原則、配伍規律、作用機理、異常反應及處理等。下篇重點介紹了51種臨床常見病的夾脊穴治療方法，病種涉及內科、婦科、兒科、傷外科、皮膚科等，在具體病症方面，除簡明闡述了該病的病因、發病情況、臨床症狀、診斷要點外，每種病症一般都介紹了2～4種簡便、實用、有效的夾脊穴治療方法，這些方法一部分來自作者的臨床實踐，還有一部分取自針灸臨床醫家的驗案（但筆者對該療法都作過臨床驗證），同時對所介紹的治療方法附有典型病例以及臨床有效例數的報導，每一病症的按語部分作者介紹了治療該病的心得體會，對臨床運用大有裨益。

本書在編寫過程中，參考了以往公開發表的有關文獻，所參考文獻皆附錄於書後，在此向各位作者深表謝意。

限於編者經驗及水準，書中不足及失當之處在所難免，敬請各位專家與讀者指正。

編者於
上海中醫藥大學
北京中醫藥大學

中醫

夾脊穴臨床應用

目　次

下篇　臨床篇

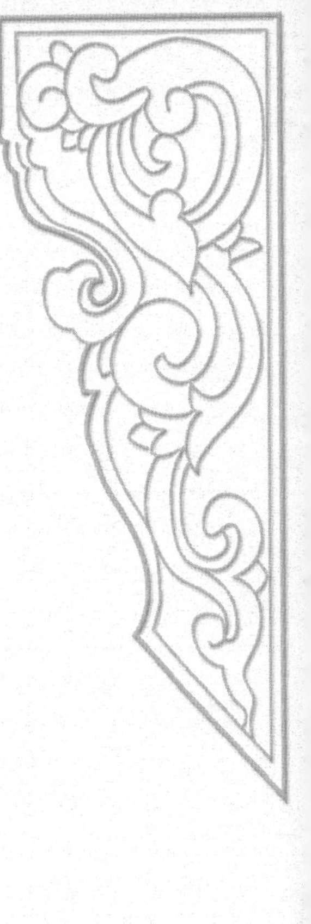
 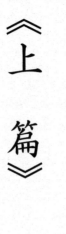

基礎篇

第一章　夾脊穴的淵源

夾脊穴，指挾於脊椎兩旁的經穴，「夾脊」又作「挾脊」、「俠脊」，最早見於《素問・刺瘧》篇：十二瘧者，……又刺項以下俠脊者必已。《素問・繆刺論》也有邪客於足太陽之絡，令人拘攣背急，引脅而痛，刺之從項始數脊椎俠脊，疾按之應手如痛，刺之旁三痏，立已的記載，後楊上善在《太素・量繆刺》中對此解釋說：脊有廿一椎，以兩手挾脊當椎，按痛處即是足太陽絡，其輸兩旁各刺三痏也。此處提到的「俠脊」不是作為穴名，也未指出夾脊穴的確切部位，但根據脊柱壓痛反應，在其旁針刺的方法，實開今日根據陽性反應點選取夾脊穴之先河，為夾脊穴的產生奠定了基礎。

最早明確提出夾脊穴位置的是晉・葛洪所著的《肘後備急方》，書中載曰：華佗治霍亂，已死上屋，喚魂又以諸治皆至而猶不差者，捧病人腹臥之，伸臂對以繩度兩頭，肘尖頭依繩下夾背脊，大骨穴中去脊各一寸，灸之百壯，不治者可灸肘椎，已試數百人，皆灸畢即起坐。此「肘椎」穴，即約當第三腰椎夾脊處。《後漢書》注引《華佗別傳》曰：有人病腳躄不能行，佗切脈，便使解衣，點背數十處，相去一寸或五分……，言灸此各七壯，灸創癒即行也。後灸癒，灸處去脊一寸上下，行端直均匀如引繩。此處華佗所點背數十穴當為今之夾脊穴。清・岳含珍所著《經穴解》中有「挾脊穴」之稱，其穴相當於「肘椎」的位置。夾脊穴作為經外奇穴因溯源於華佗，故稱「華佗夾脊穴」，簡稱「佗脊」，這一名稱是由近代著名針灸醫家承淡安在1955年所著的《中國針灸學》中首先提出，書中明確指出，華佗夾脊穴是自第一胸椎之下至第五腰椎之下為止，每椎從脊中旁開0.5寸，左右共計34穴。其後針灸醫籍中有關夾脊穴的內容多同承氏所載。

第二章　夾脊穴的定位、命名與主治

一、夾脊穴的定位

關於夾脊穴的定位（包括穴數），歷代醫家的認識不盡相同，《肘後備急方》指出：夾背脊大骨穴中去脊各一寸，應理解為夾脊穴位於棘突下旁開各1寸。而現代一般教科書和腧穴著作多宗承氏之說，即認為夾脊穴為自第1胸椎至第5腰椎，每椎下從脊中旁開0.5寸，共34穴。事實上頸段夾脊和骶段夾脊已廣泛應用於臨床，無論從解剖結構、臨床效果和作用途徑上均與其他夾脊穴相似，夾脊之脊應包括所有脊椎骨，因此，不少學者認為夾脊穴應為28對56穴，如上海中醫學院在1974年編寫的《針灸學》中，將夾脊穴定位為第一頸椎起至第五腰椎止，每椎棘突下旁開0.5至1寸，第一骶椎至第四骶椎兩旁夾脊穴，以八髎穴代替，即在骶後孔中。張慰民等在屍體解剖基礎上，根據臨床的實際應用，提出頸1～4因椎旁軟組織較多，椎體位置較深，針刺不便，故夾脊穴當從頸5至腰5棘突下旁開0.5寸，左右共40穴。著名針灸醫家王樂亭先生根據臨床實際中醫患雙方體驗到的針感敏感區域，認為夾脊穴在椎骨棘突下旁開0.3寸，自第2胸椎開始到第4腰椎為止，且隔1椎取1穴，共8對16穴。李鼎認為，如果夾脊穴定位在脊椎旁開0.5寸，則針刺時所刺到的只能在棘突之側的「骨中」而不是「肉中」，如果從正中旁開1寸的距離直刺，才能刺到大骨間的「肉中」，故夾脊穴應距離正中1寸，而不是0.5寸。孫琳通過腰椎X光片觀察，發現腰椎棘突、橫突間隙、椎間孔基本在同一水平，從棘突水平旁開針刺可刺到相應椎間孔，從而認為腰部夾脊穴應在棘突尖旁開0.5同身寸。

由此可見，目前關於夾脊穴的穴數有：(1)34穴（T1～L5夾脊），(2)40穴（C5～L5夾脊），(3)48穴（C1～L5夾脊），(4)56穴（C1～S4夾脊）；關於夾脊穴旁開脊柱中線的距離有：(1)旁開0.3寸，(2)旁開0.5寸，(3)旁開0.5～1寸，(4)旁開1寸；關於夾脊穴縱向定位，有從棘突旁開者，有從棘突下旁開者。為此，筆者根據夾脊穴的位置特點及現代解剖知識，結合臨床實踐與文獻記載，認為夾脊穴當位於頸1至骶4椎骨棘突下旁開0.5～1寸範圍內，骶夾脊由於與膀胱經的八髎穴重疊，故以八髎穴代替，即在骶後孔中，共28對左右56穴。

二、夾脊穴的命名

夾脊穴包括數十個穴位，對其中每一穴位尚無統一命名，如文獻中所述有「華佗夾脊3、4、5穴」、「第5、7、9夾脊穴」及「心脊」、「肺脊」之稱，統一命名對夾脊穴的運用與交流十分必要。目前，以解剖學中各椎體的名稱，即頸、胸、腰、骶椎英文的第一字母及椎體序數，冠以「夾脊」來命名各夾脊穴較為公認。如頸夾脊可寫作夾脊C_1、夾脊C_2……，讀作頸1夾脊、頸2夾脊……。若同時選用相互連續的數個頸夾脊穴，可表達為夾脊C_{X-Y}。同樣，胸、腰、骶部夾脊可寫作夾脊T_X或夾脊T_{X-Y}、夾脊L_X或夾脊L_{X-Y}、夾脊S_X或夾脊S_{X-Y}（X、Y代表椎體序數）。

三、夾脊穴的主治

夾脊穴的主治範圍廣泛，包括內、外、婦、兒、傷科等多種疾病，特別是在治療脊柱及其周圍組織疾病、某些疑難雜症方面具有明顯優勢。

1.頸夾脊

主治頸部、上肢疾患，如頸部及肩關節扭傷性疼痛、肩關節周圍炎、上肢麻痹、癱瘓、疼痛等症。

2.胸夾脊

夾脊T1～3主治上肢疾患及胸部疾患，如氣喘、咳嗽、胸痛等；夾脊T4～6主治胸部疾患；夾脊T7～8主治胸部及上腹部疾患，如胸悶、呃逆、泛酸等；夾脊T9～12主治中下腹疾患，如肝區痛、脅肋痛、胃痛、嘔吐、膽絞痛、膽道蛔蟲等症。

3.腰夾脊

夾脊L1～2主治腹部疾患，如腹痛、腹脹、腸黏連、闌尾炎、腸炎、痢疾等及大腿根部痛；夾脊L2～6主治腹部及下肢疾患，如下肢疼痛、腿軟無力、癱瘓、腰痛。

4.骶夾脊

骶夾脊主治生殖泌尿系統疾患，如陽痿、遺精、遺尿、脫肛、子宮脫垂、痛經、經閉、月經不調、下肢麻痹、癱瘓等症。

第三章　夾脊穴的選穴原則與配穴方法

華佗夾脊穴是一組穴位，如何正確選穴對提高療效至關重要。由於夾脊穴與督脈和膀胱經的密切聯繫以及與脊神經和交感神經幹的特殊關係，因而夾脊穴有其獨特的取穴原則和配伍特點。

一、選穴原則

1.根據脊髓與神經節段分佈選穴

如取夾脊C1～4治療頭部疾病；取夾脊C1～7治療頸部疾病；取夾脊C4～7治療上肢疾病；取夾脊T1～4治療肺臟疾患及上肢病；取夾脊T5～7治療心臟疾患；取夾脊T8～10治療肝膽疾病；取夾脊T11～12治療脾胃病；取夾脊L1～2治療腎臟疾患；取夾脊L3～S4治療膀胱、大腸、小腸、子宮及下肢疾患。

2.根據臟腑經絡理論，按所鄰背俞穴的功效選穴

夾脊穴與背俞穴部位臨近，功效相似，治療臟腑及其相應器官病變時，可根據臟腑經絡理論取與相關背俞穴同一水平的夾脊穴。如肝臟功能失調或足厥陰肝經循行部位、濡養器官出現病症，可取與肝俞同一水平的夾脊穴T9；同時配伍其同名經（手厥陰心包經）、表裏經（足少陽膽經）相應背俞穴同一水平的夾脊穴T4、T10。一般病在單側取病側穴，病在雙側取雙側穴。

3.根據穴位壓痛點及陽性反應物選穴

由於夾脊穴是反應臟腑生理病理狀態的感應點，因而取這些感應

點所在或臨近的夾脊穴治療相應臟腑病變和局部病變，常獲速效。但臨床需注意，針灸取穴不能完全以感應點為依據，而必須四診合參，理法方穴，辨證施治。

4.間隔選穴

根據支配每一夾脊穴的脊神經後支與相鄰上下1～2節段的脊神經後支之間存在著纖維聯繫，從「精簡、安全、高效」的角度考慮，選用夾脊穴可間隔1穴或2穴取1穴。

總之，病位元在脊柱及臨近組織或病雖遠離脊椎，但在脊椎附近有陽性體徵（如壓痛）者可取局部夾脊穴；病在四肢、胸腹者，可按神經節段或臟腑經絡理論取穴；針麻一般按神經節段理論取穴；病位不明確或症狀相對集中於某一經循行部位者,可按臟腑經絡理論取穴。

二、配穴方法

1.配伍募穴

由於夾脊穴具有臟腑背俞穴相似的作用，配伍相應募穴治療臟腑疾病，其分佈一前一後，屬性一陰一陽，均能直接調理臟腑經氣，增加療效，這也是「從陰引陽，從陽引陰」治法的具體體現。

2.配伍原穴

原穴是五輸穴之一，位於肘膝以下，是臟腑原氣別使、輸注的部位。夾脊原穴配伍，夾脊居近道而直接調節內臟經氣，原穴居遠道循經而上調節內臟原氣，突出了遠近結合、上下相應的效果。

3.配伍背俞穴

夾脊和相應背俞位於同一水平，通過脊神經和交感神經幹密切相關，同時有「位鄰氣近」,「經氣相通」的聯繫。故夾脊和相應背俞以及相鄰夾脊之間互相配伍，可以增強經絡運行氣血，聯絡臟腑，溝通內外，貫穿上下的作用，提高臨床療效。

4.配伍四肢經穴

在選用夾脊穴治療的同時，可根據病情按循經取穴、對症取穴、局部取穴、按神經分佈取穴等方法配伍四肢經穴。

此外，在選用夾脊穴治療的過程中，根據病情需要可酌情配合頭針、耳針等微針療法，常獲佳效。

第四章　夾脊穴常用刺灸方法

刺法和灸法是兩種不同的治病方法，合稱刺灸法。刺法亦稱針法，是利用金屬製成的針具，通過一定的手法，刺激人體腧穴；灸法是採用艾葉，點燃後在人體體表的腧穴上進行燒灼或熏烤。兩者雖然所用器材和操作方法不同，但同屬於外治法，都是通過腧穴，作用於經絡、臟腑，以調和陰陽，扶正祛邪，疏通經絡，行氣活血，而達到防病治病的目的。目前，夾脊穴常用的刺灸法近10種，其中有沿用古代針法者如毫刺、火針、三棱針；有從古代浮刺、毛刺等法發展而成的如皮膚針、挑治法；有結合藥物和電而創製者如水針、電針；有結合外科手術而形成的如穴位埋藏。在灸法中，主要有艾炷灸、艾條灸。這些刺灸方法，各具特點，既可以單獨應用，也可綜合或交替應用。

第一節　針刺法

一、毫針刺法

毫針是針灸治病的主要針具，適用於全身任何能刺灸的腧穴，臨床上應用最廣，因此，毫針刺法是每一個針灸醫師所必須掌握的基本技術。

㈠針刺前的準備

⑴選擇針具：目前多用不銹鋼所製針具。使用前必須按照要求注意檢查，如發現有損壞者，應當剔除或待修復後再用，以免在針刺施

術過程中，給患者造成不必要的痛苦。

另外，還應根據病人的性別、年齡、肥瘦、體質的強弱、病情的虛實，所取夾脊穴的具體部位，選擇長短、粗細適宜的針具。如男性，體壯形肥者，可選稍粗、稍長的毫針。反之若女性，體弱形瘦者，就應選用較短、較細的毫針；頸夾脊、胸夾脊、骶夾脊一般皮薄肉少，針刺較淺，選針宜短而針身宜細；腰夾脊穴皮厚肉多，針刺宜深，可選用針身稍長、稍粗的毫針。臨床上選針常以將針刺入腧穴應至之深度，而針身還應露在皮膚稍許為宜。如應刺入0.5寸，可選1.0寸的針，應刺入1.0寸時，可選1.5～2.0寸的針。

⑵選擇體位：針刺前必須選擇好適當的體位，以既有利於腧穴的正確定位，又便於針灸的施術操作和較長時間的留針而不致疲勞為原則，臨床上針刺夾脊穴常用的體位主要有三種：側臥位、伏臥位、俯伏坐位。

⑶消毒：針刺前必須做好消毒工作，其中包括針具消毒、腧穴部位皮膚的消毒和醫者手指的消毒。

毫針的消毒，應儘量採用高壓蒸氣滅菌法，亦可在沸水內煮沸15～20分鐘，或在75%酒精內浸泡30分鐘；直接和針接觸的針盤、鑷子等，可用2%的來蘇兒溶液浸泡1～2小時後應用；腧穴部位及醫生的手指可用75%酒精棉球拭擦即可。

㈡針刺方法

針刺之前可先做些輔助手法，醫生用雙手從下向上或從上向下沿脊柱兩旁夾脊穴輕輕叩打或點穴，然後針刺，如此可迅速得氣，加強感傳，提高療效。目前夾脊穴常用的毫針刺法有平刺（沿皮透刺，針尖與脊柱平行，可由上向下或由下向上一針透數穴）、斜刺（以45度或75度角向脊柱方向刺入）、直刺（垂直入針）三種。

病人選取適當體位，常規消毒後，醫者持1.5～3寸毫針，以平刺、斜刺或直刺法刺入，刺入深度根據患者胖瘦、所選穴位而定（平刺除外），一般頸夾脊可刺25～30mm，胸夾脊30～50mm，腰夾脊60～75 mm，骶夾脊25～30mm，行平補平瀉手法（即先行慢按緊提之瀉法，隨即施緊按慢提之補法），使脹麻感沿肋間或脊椎傳導。如無感傳，可調整針刺方向，再行手法，留針30分鐘。第1頸椎即寰椎無棘突，取穴和針刺方法，應先定第2頸椎棘突，再緊貼其上緣向左右旁開0.5寸定穴，只能直刺，不可向內上方斜刺，以免誤入枕骨大孔，刺傷延髓，引起生命危險。

㈢注意事項

⑴患者在過於饑餓、疲勞、精神過度緊張時，不宜立即進行針刺。身體瘦弱、氣虛血虧的患者，針刺時手法不宜過強。

⑵婦女懷孕3月以上者，腰骶部夾脊穴不宜針刺；行經時，若非為了調經，亦不應針刺。

⑶有自發性出血或損傷後出血不止的患者，不宜針刺。

⑷在深刺夾脊穴時，若出現麻電感向遠處放散，為刺中脊神經的感應，此時可將針略提留針，不宜反覆提插，以免造成神經損傷。

⑸頸椎上段夾脊穴（如頸1～3夾脊），深刺時針尖不可向上或內上方斜刺，以免傷及延髓。

⑹胸段夾脊穴深刺時針尖不得向外斜刺，以免造成氣胸，甚至傷及胸腹腔臟器。其針刺深度也不宜過深，一般不超過2寸為宜。

⑺腰1以上夾脊穴斜向脊柱針刺，針體有可能穿過黃韌帶等組織而進入椎管，損傷蛛網膜和脊髓，應特別注意。

⑻腰部以下夾脊穴針刺時可相對較深，針刺可達1.5～3寸，但也要掌握好進針的方向，如針刺過深而方向不當也會引起腹腔臟器（如

腎臟）等的損傷。

二、電針療法

電針療法是在針刺腧穴得氣的基礎上，通過針具將接近人體生物電的微量電流作用於人體以防治疾病的一種方法。本法將傳統的針刺和現代電刺激相結合，可根據患者的不同情況而選擇波型和調節刺激強度，並能代替手法運針，使針感得以保留，對許多病症有較好的療效。

㈠電針儀的選擇

電針儀的種類很多，只要能控制輸出電壓、電流到所需強度的器械均可用作電針儀。其中以半導體元件裝製的電晶體脈衝電針儀（如G–6805型），應用最為方便，其特點是體積小，重量輕，攜帶便利，安全可靠，耐震性能好，並且使用壽命長，耗電量少，不受交流電源限制等。

㈡操作方法

先按毫針刺法將針刺入穴位，施行手法獲得針感後，將輸出電位器調至「0」度，電針儀的導線分別接在針柄（或針身）上，負極接主穴，正極接配穴。然後撥開電源開關，選擇所需的波型和頻率，緩慢調高輸出電流，直到病人能耐受為度。通電時間5～20分鐘左右。一般在通電一段時間後，由於病人對刺激適應，此時必須適當增加輸出量，否則影響療效。治療完畢後，先將電位器調到零位，關閉電源，拆去輸出導線，稍微撚轉針後即可輕輕地將針起出。

波型的選擇：一般馳緩性癱瘓（包括脊髓休克期）和脊柱疾病應選用疏波，頻率1Hz為宜，待到人體產生適應作用時可換疏密波或斷續波。痙攣性癱瘓和疼痛性疾病可選密波，頻率100Hz。

治療時間：每次電刺激治療時間應根據不同疾病和脈衝波型而定。一般疏密波每次通電5～15分鐘；連續波每次通電約30分鐘；斷續波每次通電15～20分鐘。就疾病而言，各種疼痛病症和一般性疾病可通電15～20分鐘，對肌肉麻痹及一些頑固性病症通電時間可長些，有時需達1小時以上，對體質虛弱及敏感者，通電時間宜短。

㈢注意事項

⑴電針儀在使用前須檢查性能是否良好。如電流輸出時斷時續，須注意導線接觸是否良好，應檢修後再用。乾電池使用過一段時間，如電流輸出微弱，就須換新電池。

⑵電針器最大輸出電壓在40伏特以上者，最大輸出電流應控制在1毫安培以內，避免發生觸電事故。直流電或脈衝直流電有電解作用，容易引起斷針和灼傷組織，不能作電針器的輸出電流。

⑶使用電針時，避免輸出線路相碰，以防止短路。

⑷調節電流量時，應逐漸從小到大切勿突然增強，防止引起肌肉強烈收縮，患者不能忍受，或造成彎針、斷針、暈針等意外。

⑸有嚴重心臟病者、極度衰弱者、妊娠婦女及有嚴重暈針反應者，應禁止使用電針。

⑹不宜將一組導線跨接在脊柱兩側的夾脊穴上，即橫貫通電，避免電流回路通過脊髓和心臟。

⑺溫針灸用過的毫針，針柄表面因氧化而不導電；有的毫針柄是用鋁絲繞製而成，並經氧化處理鍍成金黃色，氧化鋁絕緣不導電。以上兩種毫針應將電針器輸出線夾持在針體上。

三、梅花針療法

梅花針是一組短針構成的針具，梅花針療法是用梅花針淺刺皮膚一定穴位、區域來治療疾病的一種方法。梅花針因針頭所鑲嵌的短針數目不等，其名稱也不同，針頭上鑲嵌5枚短針者，稱「梅花針」，7枚者稱「七星針」，18枚者稱「羅漢針」。梅花針頭外觀呈錘形，一般用硬塑膠等製成；錘柄長15～19cm，用膠木或牛角等製成。

㈠操作方法

⑴持針方法：針柄材料不一樣，持針方式亦不同，膠木手柄稍長，彈性較差；牛角手柄稍短，彈性較強。膠木柄梅花針的持針方法是以右手拇、中二指夾持針柄，食指置於針柄中段上面，以無名指和小指將針柄固定於手掌小魚際處，針柄尾端露出手掌邊緣1.5～2.0cm左右；牛角柄梅花針的持針方法是以右手拇、食二指捏於針柄近末端，拇指掌面壓在食指的中節之上，針柄的尾部抵於中指中節處，無名指、小指屈於掌內。

⑵叩刺方法：沿脊柱兩側夾脊穴，由上而下用梅花針叩刺，叩刺時，要求用腕力彈刺，叩打時落針要穩準，針尖與皮膚呈垂直接觸，即叩即提，併發出短促清脆的「噠」、「噠」聲，這種叩刺不是用臂力，而是用腕部的彈力。叩打時要保持彈刺、平刺；叩打頻率一般每分鐘70～90次左右。

⑶刺激強度：根據受術者的具體情況及叩刺部位的不同，有弱、中、強三種刺激強度。①弱刺激：用較輕腕力進行叩刺，局部皮膚略有潮紅，受術者不感疼痛；②強刺激：用較重腕力進行叩刺，局部皮膚可見隱隱出血，有疼痛感覺；③中等刺激：介於強弱兩種刺激之間，局部皮膚潮紅，但無滲血。

㈡注意事項

⑴治療前對病人做好解釋工作，說明針刺時稍有痛感是正常現象，以免患者緊張。

⑵治療前要對梅花針、醫生手指、治療部位進行嚴格消毒，以免感染。

⑶梅花針針尖必須平齊，無鉤，針柄與針頭聯結處必須牢固，以防叩刺時滑動。

⑷叩刺時針尖須垂直而下，避免斜、鉤、挑，以減少疼痛。

⑸叩刺局部皮膚，如有出血者，應進行清潔及消毒，以防感染，局部皮膚有潰瘍或破損處不宜使用。

四、火針療法

火針又名燔針，是用特製的粗針，高溫燒熱後迅速刺入穴位或患處，以治療疾病的一種方法。

㈠火針針具

多用不銹鋼、鎢或銅製成，針體長短粗細不一，一般長約2～3寸，直徑約0.5～1毫米，常用24～26號。針柄多為竹製、木製或骨質包裹，以防燙手。

㈡操作方法

先消毒被刺皮膚穴位，並用碘酒標明，將火針放在酒精燈上燒灼，待針身燒紅時，對準所刺部位迅速刺入和退出。起針後用消毒棉球按壓針孔。

㈢注意事項

⑴針刺前一定要做好解釋工作，以解除對火針的恐懼心理，防止暈針的發生。

⑵操作者要細心慎重，動作敏捷、準確，一刺即達到所需的深度；不可用力過猛，防其彎針或折針。

⑶深淺掌握適宜，背部重要臟器處宜淺刺，不可過深。

五、穴位注射療法

穴位注射療法又稱水針療法，是一種針刺與藥物結合的治療方法。它是用某些適宜於肌肉注射的藥液，注入與疾病有關的穴位內，利用針刺和藥液對穴位的刺激或小劑量藥液的藥理作用，達到治療疾病的目的。

㈠操作方法

⑴針具：使用消毒的注射器和針頭，根據使用藥物的劑量大小及針刺的深度選用不同的注射器和針頭。常用的注射器為2毫升、5毫升、10毫升；常用針頭為4～6號普通注射針頭，牙科用5號長針頭，及封閉用長針頭。

⑵藥物的選擇：凡是可供肌肉注射用的藥物，都可供穴位注射用。常用的中藥注射液有當歸、紅花、複方當歸、板藍根、複方丹參、川芎等；西藥有維生素B1、B12，維生素C、0.25～2%鹽酸普魯卡因、麻黄素、抗生素、胎盤組織液、生理鹽水等。

⑶注射方法：患者取最佳體位，取經過嚴密消毒的所需注射器和針頭，抽好藥液，穴位局部消毒後，右手持注射器，對準穴位，快速刺入皮下組織，然後緩慢推進或上下提插，探得酸脹等得氣感應後，回抽一下，如無回血，即可將藥物注入。如需注入較多藥液時，可將注射針由深部逐步提到淺層，邊退邊推藥，或將注射針更換幾個方向注射藥液。

⑷注射劑量：每次注射總量在不超過說明書規定的最大一次肌注量前提下，根據注射部位來決定穴位注射劑量。腰部肌肉豐厚處用藥量較大，每個穴位一次注入藥量為2～5毫升；背部可注射0.5～1毫升；

刺激性較小的藥液，如生理鹽水、注射用水等用量較大；而刺激性較大的藥物，如乙醇及抗生素類，一般用量宜小。

⑸療程：每日或隔日注射1次，反應強烈者亦可隔2～3日1次，穴位可左右交替使用，一般10次為1療程，休息5～7天再進行下一療程的治療。

㈡注意事項

⑴治療時應對患者說明治療特點和注射後的正常反應，如注射後局部可能有酸脹感，4～8小時內局部有輕度不適，有時不適感持續時間較長，但一般不超過1天。如因消毒不嚴而引起局部紅腫、發熱等應及時處理。

⑵嚴格遵守無菌操作，注射器、針頭、注射的部位消毒必須嚴密，防止感染。最好每注射一個穴位換一個針頭。使用前應注意藥物的有效期，不要使用過期藥物。並注意檢查藥液有無沈澱變質等情況，如已變質即應停止使用。

⑶注意藥物的性能、藥理作用、劑量、配伍禁忌、副作用和過敏反應。凡能引起過敏反應的藥物（如青黴素、鏈黴素、鹽酸普魯卡因等）必須先作皮試，皮試陽性者不可應用。副作用較嚴重的藥物，使用應謹慎。某些中草藥製劑有時也可能有反應，注射時應注意。

⑷項頸、背部注射時，切勿過深，藥物也必須控制劑量，注射宜緩慢，胸部夾脊穴針尖可斜向脊柱，避免直刺而引起氣胸。

⑸年老體弱者，選穴須少，藥液劑量須酌減。孕婦的腰骶部，一般不作穴位注射，以免流產。

六、穴位埋線療法

穴位埋線療法是將羊腸線埋入穴位，利用羊腸線對穴位的持續刺激作用治療疾病的方法。

㈠操作方法

⑴器具：方盤、大小鑷子、持針鉗、手術剪、腰椎穿刺針、縫合針、小號注射針頭、玻璃注射器、75%酒精或新潔爾滅液、洞巾、局部麻醉藥品、無菌紗布、醫用膠布、備用羊腸線。

⑵操作方法：穴位埋線方法較多，這裏主要介紹夾脊穴最常用的穿刺針埋線法、縫合針埋線法、切開埋線法。

選擇患者較舒適且便於取穴、操作的體位，一般每次選2～3個夾脊穴，按照無菌操作，用2%碘酊消毒，再用75%酒精棉球脫碘。醫者需戴手套，鋪洞巾，在穿刺埋線穴位上用1%的鹽酸普魯卡因進行皮丘麻醉。然後根據臨床具體情況選用不同的埋線方法：

①穿刺針埋線法一般用12號腰椎穿刺針，鑷取一段約1～2釐米長已消毒好的羊腸線，放置在腰椎穿刺針管前端後接針芯，左手拇指、食指繃緊或捏起進針部位皮膚，右手持針刺入所需深度，待得氣後，邊推針芯、邊退針管，將羊腸線埋植在穴位皮下組織或肌層內，針孔處敷消毒紗布，膠布封貼2～3日。

②縫合針埋線法一般用三角縫合針，在穴位的進、出針點做好皮丘局部麻醉，用持針器夾住帶羊腸線的皮膚縫合針，從一側局部麻醉點刺入，穿過穴位下方的皮下組織或肌層，從對側局部麻醉點穿出，捏起兩端羊腸線來回牽拉，使穴位處產生酸、麻、脹感後，將羊腸線貼皮剪斷，提起兩針孔間皮膚，使線頭縮入皮內，用無菌紗布包紮5～7日。

③切開埋線法在選定的穴位上用0.5%鹽酸普魯卡因作浸潤麻醉，用刀尖沿脊柱方向刺開皮膚0.5～1.0cm，先將血管鉗探到穴位深處，經過淺筋膜達肌層探找敏感點按摩數秒鐘，休息1～2分鐘。然後

用0.5～1cm長的羊腸線4～5根埋於肌層內。羊腸線不能埋在脂肪層或過淺，以防止不易吸收或感染。切口處用絲線縫合，蓋上消毒紗布，5～7天後拆去絲線。

㈡注意事項

⑴局部麻醉用普魯卡因時，必須先做過敏試驗，過敏者應改用利多卡因。

⑵嚴重的心臟病患者不宜穴位埋線，如必要做時，不宜強刺激，羊腸線不宜過長。

⑶精神緊張、過勞、過饑者，禁用或慎用穴位埋線，避免暈針現象發生；孕婦有習慣性流產者應禁用。

⑷胸夾脊穴埋線時應嚴格掌握進針方向、深度、刺激強度，嚴防刺傷肺臟，造成氣胸。

⑸嚴格消毒，防止感染，皮膚有局部感染或潰瘍時，不宜採用埋線療法；肺結核、骨結核患者不宜採用埋線療法。

⑹埋線手術後，由於刺激的損傷及羊腸線異性蛋白的刺激，一般在1～5日內，局部可出現紅腫、熱痛等無菌性炎症反應，且部分病例反應較重，有少量白色液體自創口流出，均屬正常現象，一般不需處理。若滲出液較多凸出於皮膚表面，可將白色液體擠出，用75%酒精棉球擦去，覆蓋滅菌紗布。施術後患處局部溫度也會升高，可持續3～7日。少數病人可有全身反應，即埋線後2～24小時內體溫升高，一般約38℃左右，若局部無感染現象，持續2～4日後體溫可恢復正常，埋線後還可出現白細胞總數和中性粒細胞計數增高現象，應注意觀察。

⑺若治療部位在3～4日內發生紅腫、疼痛加劇、高燒持續不退，或是全身搔癢以及肢體皮膚感覺和肌肉運動失常，均為異常反應，或因消毒不嚴格，或因患者對羊腸線過敏，應引起重視，並根據情況對

症處理。

七、挑刺療法

挑刺療法是在一定的穴位或部位，用特製針具挑斷皮下白色纖維組織，以治療某些疾病的一種方法。

㈠操作方法

⑴挑刺針具：三棱針、圓利針、大號注射針頭，亦可用牙科用的器械改製成鋒利的三棱針樣長約10釐米的挑刺針。

⑵挑刺方法：在脊柱兩側旁開0.5寸至1寸範圍內尋找反應點，用碘酒、酒精常規消毒。左手固定挑刺點，右手持針，將針橫刺入穴點的皮膚，縱行挑破0.2～0.3cm皮膚，然後將針深入表皮下，挑斷皮下白色纖維樣物數根，以挑盡為止。術後用碘酒消毒，敷上無菌紗布，用膠布固定，也可先用0.5%鹽酸普魯卡因打一皮丘，用手術刀在皮丘上切一小口，再將挑針刺入，挑出皮下白色纖維樣物，用刀割斷。

㈡注意事項

⑴初診患者，應向其詳細說明挑刺經過，囑其配合。

⑵術中注意無菌操作，針尖應在原口出入，不要在創口上下亂刺。

⑶注意保持局部清潔，3～5日不能接觸水，防止感染。

⑷挑治後注意休息，不宜吃刺激性食物。

⑸體弱年高，常有自發性出血或損傷後出血不易止住者，不宜使用。有心臟病者宜少選穴，以後再酌情漸增。

第二節　灸　法

灸法，是用艾絨或其他藥物放置在體表的穴位上燒灼，溫熨，借灸火的溫和熱力及藥物的作用，通過經絡的傳導，起到溫通氣血，扶正祛邪，從而達到治病和保健目的的一種方法。夾脊穴施灸材料主要是用艾葉製成的艾絨，下面介紹幾種常用的夾脊穴艾灸方法。

一、艾炷灸

將一小塊艾絨，放在平板上，用拇、食、中三指捏成上尖下平的圓錐體，即成艾炷。常用的艾炷可分為大、中、小三種，蠶豆大為大炷，黃豆大為中炷，米粒大為小炷。施灸時，每燃完一個艾炷，稱為一壯。艾炷灸又分直接灸和間接灸。

㈠直接灸

是將大小適宜的艾炷，直接放在皮膚上施灸。若施灸時需將皮膚燒傷化膿，癒後留有瘢痕者，稱為瘢痕灸。若不使皮膚燒傷化膿，不留瘢痕者，稱為無瘢痕灸。

1.瘢痕灸

又名化膿灸，施灸時先將所灸腧穴部位，塗以少量的大蒜汁，以增加黏附和刺激作用，然後將大小適宜的艾炷置於腧穴上，用火點燃艾炷施灸。每壯艾炷必須燃盡，除去灰燼後，方可繼續易炷再灸，待規定壯數灸完為止。施灸時由於艾火燒灼皮膚產生劇痛，此時可用手在施灸腧穴周圍輕輕拍打，藉以緩解疼痛。在正常情況下，灸後1週左右，施灸部位化膿形成灸瘡，5～6週左右，灸瘡自行痊癒，結痂脫落後而留下瘢痕。因此，施灸前必須徵求患者同意合作後，方可使用本法。

2.無瘢痕灸

施灸時先在所灸腧穴部位塗以少量的凡士林，以使艾炷便於黏附，然後將大小適宜的艾炷，置於腧穴上點燃施灸，當艾炷燃剩五分之二或四分之一而患者感到微有灼痛時，即可易炷再灸。若用麥粒大的艾炷施灸，當患者感到灼痛時，醫者可用鑷子柄將艾炷熄滅，然後繼續易炷再灸，待將規定壯數灸完為止。一般應灸至局部皮膚紅暈而不起泡為度。因其皮膚無灼傷，故灸後不化膿，不留瘢痕。

㈡間接灸

是用藥物將艾炷與施灸腧穴部位的皮膚隔開，進行施灸的方法。臨床所用間隔藥物很多，而夾脊穴常用的間接灸主要有隔薑灸、隔蒜灸、隔附子餅灸。

1.隔薑灸

是用鮮薑切成直徑大約2～3cm，厚約0.2～0.3cm的薄片，中間以針刺數孔，然後將薑片置於應灸的腧穴部位，再將艾炷放在薑片上點燃施灸。當艾炷燃盡，再易炷施灸。灸完所規定的壯數，以使皮膚紅潤而不起泡為度。

2.隔蒜灸

用鮮大蒜頭，切成厚約0.2～0.3cm的薄片，中間以針刺數孔，置於應灸腧穴，然後將艾炷放在蒜片上，點燃施灸。待艾炷燃盡，易炷再灸，直至灸完規定的壯數。

3.隔附子餅灸

將附子研成粉末，用酒調和做成直徑約3cm、厚約0.3cm的附子餅，中間以針刺數孔，放在應灸腧穴，上面再放艾炷施灸，直到灸完所規定壯數為止。

二、艾條灸

是取純淨細軟的艾絨24克，平鋪在26cm米長，20cm寬的細草紙上，將其捲成直徑約1.5cm的圓柱形的艾捲，要求捲緊，外裹以質地柔軟疏鬆而又堅韌的桑皮紙，用膠水或漿糊封口而成。也有在每條艾絨中摻入其他藥物末，成為藥條。艾條灸分溫和灸和雀啄灸。

1.溫和灸

施灸時將艾條的一端點燃，對準應灸的腧穴部位，約距皮膚2～3 cm左右，進行熏烤，使患者局部有溫熱感而無灼痛為宜。一般每處灸5～7分鐘，至皮膚紅暈為度。對於昏厥、局部知覺遲鈍的患者，醫者可將中、食二指分張，置於施灸部位的兩側，這樣可以通過醫者手指的感覺來測知患者局部的受熱程度，以便隨時調節施灸的距離和防止燙傷。

2.雀啄灸

施灸時，將艾條點燃的一端與施灸部位的皮膚並不固定在一定距離，而是像鳥雀啄食一樣，一上一下活動地施灸。另外也可均勻地上下或向左右方向移動或作反覆地旋轉施灸。

三、溫針灸

溫針灸是針刺與艾灸結合應用的一種方法，適用於既需要留針而又適宜用艾灸的病症，操作方法是將針刺入腧穴得氣後並給予適當補瀉手法而留針時，將純淨細軟的艾絨捏在針尾上，或用艾條一段長約2釐米左右，插在針柄上，點燃施灸。待艾絨或艾條燒完後除去灰燼，將針取出。

四、注意事項

⑴施灸時，體位必須平正、舒適，不能移動，防止艾炷滾落。艾條灸和溫針灸時，要防止燃燒的艾絨或燃盡的熱灰脫落，以免引起燙傷或燒壞衣物。

⑵灸後皮膚如起水泡，小者不需處理，經幾天後能自行吸收。若

水泡較大可用消毒針頭刺破，擠去水泡內液體，塗上龍膽紫即可。

⑶一般情況下，發熱患者不宜施灸，孕婦的腰骶部應慎用。

第三節　拔罐療法

拔罐療法，古代稱為角法，是靠罐內的負壓，使罐吸附於腧穴或應拔部位的體表，產生刺激，引起被拔部位的皮膚充血、瘀血，以達到防治疾病的目的。火罐除各種口徑的玻璃、竹質或陶製火罐外，也可用口圈平整光滑的各種大小口徑的瓶罐、茶杯或竹筒。下面介紹幾種適用於夾脊穴的拔罐方法。

一、火罐法

1.吸拔方法

用鑷子夾95%酒精棉球一個，點燃後，將火送入罐內繞一圈再抽出(注意切勿將罐口燒熱，以免燙傷皮膚)，迅速將罐扣在應拔的部位，即可吸附在皮膚上。此法因罐內無火，比較安全，是最常用的拔罐方法。

2.拔罐時間

拔罐時間應視該部軟組織之厚薄及氣候條件而適當掌握。一般夾脊穴可拔10～15分鐘。氣候炎熱的夏季，拔罐時間應縮短，過長容易起水泡，而寒冷的冬季，可稍延長。

3.起　罐

一般先用左手夾住火罐，右手拇指或食指從罐口旁邊按壓一下，使空氣進入罐內，即可將罐取下。若罐吸附過強時，切不可用力硬拉，以免擦傷皮膚。

二、刺絡拔罐法

先在需要治療的部位上，以比火罐口徑略大的面積內，用粗短毫針、三棱針進行散刺，或者用皮膚針作較重叩刺。根據不同病症出血量的要求，適當掌握刺激的輕重。輕者皮膚表面為塵粒樣出血，重者皮膚表面呈芝麻樣點狀出血。然後，以閃火法，在散刺或叩刺部位的中心進行拔罐。5～10分鐘後起罐。

三、走罐法

走罐亦稱推罐，即拔罐時先在所拔部位的皮膚或罐口上，塗一層凡士林潤滑油，再將罐拔住，然後，醫者用右手握住罐子，上下往返推動至所拔部位的皮膚紅潤、充血，甚或瘀血時，將罐起下。

四、注意事項

⑴凡發熱、皮膚過敏、有出血傾向者，及孕婦的腰骶部，均不宜拔罐。

⑵拔罐時要選擇適當體位和肌肉豐滿的部位，並根據所拔部位的面積大小而選擇大小適宜的火罐。

⑶操作時必須動作迅捷，才能使罐拔緊，吸附有力。因此，拔罐時火罐應靠近皮膚，罐口向下傾斜。

⑷拔火罐時應注意切勿灼傷或燙傷皮膚；患者不可隨意移動體位，以免火罐脫落。

⑸刺絡拔罐前，須向患者說明情況，以免產生恐懼心理。

⑹刺絡拔罐出血量必須適當。不管針刺面積大小或拔罐數量多少，每次出血總量以不超過10毫升為宜。出血量，可由針刺深度及拔罐時間加以控制。

第四節　刮痧療法

刮痧是用刮具（貝殼、硬幣、水牛角，或瓷杯、湯匙等），在人體相應體表進行刮動，使皮膚出現「痧痕」的一種操作方法。根據臨床應用不同，分為直接刮和間接刮兩種。

一、治療前準備工作

⑴術前必須做好患者的思想工作，消除顧慮和恐怖、緊張感，放鬆體態，鬆弛肌膚，適應環境，以利操作。

⑵術前一定要做好消毒工作，對刺激部位先用熱毛巾擦洗乾淨，再進行常規消毒。對刮具（包括針具）使用前需要煮沸消毒，或用高壓蒸氣消毒，也可用1：100新潔爾滅溶液消毒。消毒後方可使用。

⑶根據病情，確定治療部位，選準穴位。選穴正確與否是決定療效好壞的關鍵之一，如果選穴（或部位）不當，不但起不到治療作用，反而增加病人的痛苦。因刮痧作用面積寬，取穴沒有針灸療法那樣嚴格，而是離穴不離面和線，穴位即在其中，但也不可離之太偏。

二、操作方法

1.直接刮法

一般均用此法。先讓患者取相應體位，如刮頸夾脊或胸頸夾脊，可取俯伏坐位（即坐後雙手俯伏在桌面上，背對術者），如刮胸、腰、骶夾脊，取俯臥位。術者先用熱毛巾擦洗患者準備被刮部位的皮膚，常規消毒，然後均勻塗上刮痧介質（如蒸餾水、涼開水、香油、凡士林、面霜或一些中草藥製劑），再以右手持已消毒的刮痧工具，先在病人項部兩側各刮出一道長形「痧痕」，然後從第7頸椎沿脊椎兩側從上至下刮至第5腰椎為止，左刮1道痕，右刮1道痕，一般左右各刮出5～7道痧痕即可。再在肩胛下左右背第7～9肋間隙處各刮1道，以刮出「痧痕」為止。

2.間接刮法

於刮痧前先在刮痧部位放上乾淨的手絹（或大小適當、潔淨柔軟的布一塊），用消毒好的刮痧工具在手絹或布上以每秒鐘2次的速度，由上至下快速刮拭，每處可刮20～40次，即掀開布檢查一下，如皮膚出現痧痕即止，再換另一處。

此法適用於3歲以下嬰幼兒患者高熱或中樞系統感染開始出現抽搐者。它除了具有刮痧功效外，還具有保護皮膚的作用。

三、刮痧時限與療程

一般應根據不同的疾病和病情及病人體質狀況等因素靈活掌握。一般每個部位或穴位刮20次左右，刺激強度由輕到重，以病人能忍受為度。時間以20～25分鐘為宜，至皮膚出現「痧痕」為止。初次治療時間不宜過長，手法力度不宜太重。治療1次病癒者，即中止治療。若病未癒，第2次應間隔5～7天或患處無痛感時再實施。

四、注意事項

⑴勿在病人過饑、過飽和過度緊張的情況下施行刮痧。

⑵刮治時，無論病人取坐位或臥位，都要儘量做到病人體位自然舒適，又要利於施術。

⑶施用刮具，一般以右手撐握刮痧工具，靈活利用腕力、臂力，切忌蠻力。刮治時，硬質刮具（如牛角刮痧板、硬幣等）的際緣與皮膚之間角度以45度為宜，切不可成推、削之勢。

⑷部位選取和刮治的次數可視病情而定，一般刮處皮膚呈現紫黑

色為病重，應多刮。如膚色鮮紅或不易刮出的為病輕，可少刮。

⑸刮治時，應刮部位皮膚要保持一定的滑度，要邊刮邊蘸介質，切忌乾刮。在操作過程中，手法要準確、適中，切忌過重，以免增加不必要的痛苦。如不慎損傷皮膚（刮破皮膚），即停止刮治，並及時常規消毒或包紮，以防感染。

⑹要求用力均勻，不要忽輕忽重。病人感到疼痛而不能忍受時，應改輕刮，皮膚出現痧痕即可，嬰幼兒皮膚嬌嫩，即使用間接刮法，用力也要輕柔，不可妄用猛勁。

⑺刮痧後1小時內不能用冷水洗臉及手足。同時刮痧後病人需適當休息片刻，可適當飲用溫開水、薑湯或清涼茶，以幫助新陳代謝，不能急躁和動怒及憂思沈鬱，並禁食生冷、酸辣、油膩或難消化之食物。

第五節　推拿療法

推拿又稱為按摩，是用施術者的雙手，通過各種推拿手法作用於人體體表的特定部位，以調節機體生理狀況，而治療疾病的一種治療方法。其治療原理和針灸一樣，也是以中醫臟腑經絡學說為基礎的。下面介紹幾種夾脊穴的常用推拿方法（即整脊療法）。

一、八卦法

左右手分放脊柱兩側，左右手方向相反以掌根部著力，從上至下，力量要均勻柔和，切忌暴力，再左右交換，此手法中常以聽到「喀嚓」聲為佳。

二、推脊法

以拇指或掌根自頸7段推至骶後孔，最好在推脊前加冬青膏類的潤滑劑。

三、捏脊法

先用潤滑劑在整個脊柱兩側塗抹，然後用雙手拇指和食指對稱用力捏起脊柱兩側皮膚自骶後孔捏至頸節段。

四、橫擦脊

先用潤滑劑在整個背部塗抹後，再由上至下，自左而右橫擦背脊，以皮內有熱感為佳。

五、叩脊法

用虛拳在脊柱雙側有節奏地自上而下叩擊。

第五章　針刺過程中異常情況的處理與預防

針刺夾脊穴雖然比較安全，但如操作不慎，疏忽大意，或針刺手法不當，或對人體解剖部位缺乏全面的瞭解，在臨床上有時也會出現一些不應有的異常情況，常見者有以下幾種:

一、暈　針

暈針是在針刺過程中，患者突然出現精神疲倦、頭暈目眩、面色蒼白、噁心欲吐、多汗、心慌、四肢發冷、血壓下降、脈象沈細等症狀，嚴重者可出現神志昏迷、撲倒在地、唇甲青紫、二便失禁、脈微細欲絕。主要由於患者體質虛弱、精神緊張，或疲勞、饑餓、大汗、大瀉、大出血之後，或體位不當，或醫者在針刺時手法過重引起。

1.處　理

發現暈針後，立即停止針刺，將針全部退出，使患者平臥，注意保暖，輕者仰臥片刻，給飲溫開水或糖水後，即可恢復正常。重者在上述處理基礎上，可刺人中、素髎、內關、足三里、灸百會、關元、氣海等穴，即可恢復。若仍不省人事，呼吸細微，脈細弱者，可考慮配合其他治療或採用急救措施。

2.預　防

對於暈針應注重於預防，如初次接受針刺治療或精神過度緊張，身體虛弱者，應先做好解釋，消除對針刺的顧慮，同時選穴宜少，手法要輕。若饑餓、疲勞、大渴時，應令進食、休息、飲水後再予針刺，醫者在針刺治療過程中，要精神專一，隨時注意觀察病人的神色，詢問病人的感覺，一旦有不適等暈針先兆，可及早採取處理措施，防患於未然。

二、滯　針

滯針是指在行針時或留針後醫者感覺針下澀滯，撚轉、提插、出針均感困難而病人則感覺劇痛。主要由於患者精神緊張，當針刺入腧穴後，病人局部肌肉強烈收縮，或行針手法不當，向單一方向撚針太過，以致肌肉組織纏繞針體而成滯針，或留針時間過長引起。

1.處　理

若病人精神緊張，局部肌肉過度收縮時，可稍延長留針時間，或於滯針腧穴附近，進行循按或用叩彈針柄，或在附近再刺一針，以宣散氣血，而緩解肌肉的緊張；若行針不當，或單向撚針而致者，可向相反方向將針撚回，並用刮柄、彈柄法，使纏繞的肌纖維回釋，即可消除滯針。

2.預　防

對精神緊張者，應先做好解釋工作，消除患者不必要的顧慮。注意行針的操作手法和避免單向撚轉，若用搓法時，應注意與提插法配合，則可避免肌纖維纏繞針身而防止滯針的發生。

三、彎　針

彎針是指進針時或將針刺入腧穴後，針柄改變了進針或刺入留針時的方向和角度，提插、撚轉及出針均感困難，而患者感到疼痛。主要由於醫者進針手法不熟練，用力過猛、過速，以致針尖碰到堅硬組織器官或病人在針刺或留針時移動體位，或因針柄受到某種外力壓迫、碰擊等，均可造成彎針。

1.處　理

出現彎針後，不得再行提插、撚轉等手法。如針輕微彎曲，應慢慢將針起出；若彎曲角度過大時，應順著彎曲方向將針起出；若由病人移動體位所致，應使患者慢慢恢復原來體位，局部肌肉放鬆後，再將針緩緩起出，切忌強行拔針，以免將針斷入體內。

2.預　防

醫者進針手法要熟練，指力要均勻，並要避免進針過速、過猛。選擇適當體位，在留針過程中，囑患者不要隨意更動體位，注意保護針刺部位，針柄不得受外物碰撞和壓迫。

四、斷　針

斷針是行針時或出針後發現針身折斷，其斷端部分針身尚露於皮膚外，或斷端全部沒入皮膚之下。主要由於針具質量欠佳，針身或針根有損傷剝蝕，進針前失於檢查；針刺時將針身全部刺入腧穴；行針時強力提插、撚轉，肌肉猛烈收縮；留針時患者隨意變更體位，或彎針、滯針未能進行及時的正確處理等引起。

1.處　理

發現斷針後醫者必須從容鎮靜，囑患者切勿更動原有體位，以防斷針向肌肉深部陷入。若殘端部分針身顯露於體外時，可用手指或鑷子將針起出；若斷端與皮膚相平或稍凹陷於體內者，可用左手拇、食二指垂直向下擠壓針孔兩旁，使斷針暴露體外，右手持鑷子將針取出；若斷針完全深入皮下或肌肉深層時，應在X光下定位，手術取出。

2.預　防

為了防止斷針，應認真仔細地檢查針具，對不符合質量要求的針具，應剔出不用；避免過猛、過強的行針；在行針或留針時，應囑患者不要隨意更換體位；針刺時更不宜將針身全部刺入腧穴，應留部分針身在體外，以便於針根斷折時取針；在進針、行針過程中，如發現彎針時，應立即出針，切不可強行刺入、行針。

五、血　腫

血腫是指出針後，針刺部位腫脹疼痛，繼則皮膚呈現青紫色。主要由於針尖彎曲帶鉤，使皮肉受損，或刺傷血管所致。

1.處　理

若微量的皮下出血而局部小塊青紫時，一般不必處理，可以自行消退；若局部腫脹疼痛較劇，青紫面積大而且影響到活動功能時，可先作冷敷止血後，再做熱敷或在局部輕輕揉按，以促使局部瘀血消散吸收。

2.預　防

仔細檢查針具，避開血管針刺，出針時立即用消毒乾棉球揉按壓迫針孔。

六、創傷性氣胸

胸部夾脊穴針刺過深或針刺角度不當，會刺傷肺臟，使空氣進入胸膜腔，發生創傷性氣胸，此時患者突然感到胸痛、胸悶、心慌、呼吸不暢，嚴重者則有呼吸困難、心跳加快、紫紺、出汗、虛脫、血壓下降等休克現象。體檢時患者叩診呈過度反響，肺泡呼吸音明顯降低或消失；嚴重者可發現氣管向健側移位。X光胸透檢查，可進一步確診，並觀察漏出的空氣多少和肺組織的壓縮情況。

1.處　理

一般少量氣體能自行吸收，如有咳嗽等應予對症處理，但必須嚴密觀察。如發現呼吸困難、紫紺、休克等現象，應立即搶救，如胸腔穿刺抽氣減壓、輸氧、抗休克等。

2.預　防

針刺時思想必須集中，選好適當體位，根據病人體形的肥瘦，掌握進針的深度，提插手法的幅度不宜過大，針刺時可採取斜刺、平刺，不宜長時留針。

第六章　夾脊穴的作用機理

關於夾脊穴治療疾病的作用機理，目前主要有傳統的臟腑經絡理論、生物全息律理論、現代神經解剖學理論，以及生理生化機制等觀點，現將這些觀點簡介如下：

一、臟腑經絡理論

從臟腑經絡理論分析，夾脊穴之所以能夠治療全身疾病，主要與督脈、足太陽膀胱經以及某些經脈的經筋密切相聯有關。

《靈樞・經脈》篇曰：督脈之別，名曰長強，挾膂上項，散頭上，下當肩胛左右，別走太陽，入貫膂。又曰：膀胱足太陽之脈，……挾脊抵腰中，……。督脈之別和膀胱經均挾脊而行，且督脈之別又「別走太陽」，可見位於督脈與足太陽膀胱經之間，正是夾脊穴分佈的部位，提示了夾脊穴與督脈和膀胱經的密切關係。督脈與手足三陽經交會於大椎，且帶脈出於第2腰椎，陽維交會於風府、啞門，故有「督為陽脈之海」、「背為陽中之陽」之稱；督脈又旁通足太陽，並與其多處重疊，經氣交通，共主一身之陽；督脈行於脊裏，入絡於腦，與腦和脊髓有密切聯繫。針刺夾脊穴，一針連及兩經，使全身血氣調和通暢，陰陽平衡，從而對疾病起到治療作用。此外，膀胱經主筋所生病，「項、背、腰、尻、膕、踹、腳皆痛，小指不用」，為夾脊穴治療脊柱相關性疼痛疾病提供了理論依據。

《靈樞・衛氣》篇曰：氣在腹者，止之背俞，說明臟腑功能與背俞穴的密切聯繫。臟腑發生病變，不僅可在背部有反應點，而且還可通過針刺背部的背俞穴而治療臟腑疾病，正如《靈樞・背俞》篇所曰：

按其處，應在中而痛解。夾脊穴與背俞穴位置臨近，且在同一水平，它與背俞穴一樣，作為臟腑之氣輸通出入之處，是五臟六腑在體表的「窗口」，它不僅能反映五臟六腑及其相應的五官九竅的功能變化，而且還可以診斷和治療五臟六腑及其相應的五官九竅的疾病。凡是背俞穴能治療的疾病，夾脊穴也能治療。

另外，夾脊穴還通過經筋與其他經脈之氣相通，如《靈樞・經筋》篇所曰：足陽明之筋，起於中三指，……直上結於髀樞，上循脅，屬脊，手陽明之筋，……其支者，繞肩胛，挾脊，足少陰之筋，……結於陰器，循膂內挾脊，上至項。這也是夾脊穴能夠治療全身疾病的機理之一。

二、生物全息律理論

「生物全息律」理論是山東大學哲學系張穎清在「第二掌骨診療法」的基礎上，於1980年提出。該理論認為：生物體是由處於不同發育時期和具有不同特化程度的全息胚組成的。全息胚既是構成生物體的結構單位，同時又是相對獨立的、向著新整體自主發育的單位。人體各個高發育程度的全息胚，是整體的縮小。這些高發育程度的全息胚與整體處於同一的內環境中，而且這些全息胚上的各個部位與整體上同名部位的生物學性質之相似程度又很大，因而，當整體由於某種原因的刺激，某一部分發生疾病時，各個高發育程度的全息胚上與整體患病部位同名的部位，也會產生某種病理反應。由此，可以根據某個高發育程度的全息胚上的病理反應點的有無及位置，得知整體是否有病及病變在何處。同理，刺激某個高發育程度的全息胚上與整體患病部位同名的部位，就會激發整體，使其提高修復損傷的能力，從而使整體上的患病組織或臟器得到修復和調整，達到治療疾病的目的。

「生物全息律」理論在人體的體現是「穴位分佈的全息律」，又稱狹義人體全息律：即機體的各個相對獨立部分的每個位區大都能在某種程度上反映特定整體部位的活動資訊，如果針刺這些位區則大都能夠調節被其反映的特定整體部位的功能。根據這一理論，將夾脊穴視為一全息系統，在這一系統中有身體各部的代表區域，故針夾脊穴可治療身體各部疾患。正如孟昭威的「整體區域全息論」所言：對於每個人的整體來說，他的某些局部具有影響全身活動的資訊作用，脊柱及其兩旁正是這些局部中的一個。

三、神經解剖學理論

現代研究發現，穴位針感感受器主要是分佈於各個穴位深淺不同部位中的各種游離神經末梢，針刺衝動主要通過支配穴區的軀體神經傳遞到脊髓後角，然後沿傳導痛溫覺的腹外側索上傳入腦，經過丘腦皮質束，通過內囊，上行到大腦皮質後才能最後形成針感，這是針刺效應的神經解剖學基礎。夾脊穴從解剖位置來看，恰好是脊神經所在之處，張慰民等解剖研究結果表明，夾脊穴附近均有相應脊神經後支伴行，其中脊神經與夾脊水平相平者占54.4%，儘管脊神經後支穿皮下處有高於或低於夾脊穴水平者，但神經纖維所支配的範圍覆蓋了穴區部位。另外，脊柱兩旁分佈著椎旁神經節，它們借節間支連成交感幹，交感神經（幹）纖維通過交通支與脊神經前支聯繫（交通支與脊神經的連接點在體表的投影，與華佗夾脊穴密切相關），並隨脊神經分佈到周圍器官或臟器，如至肺、氣管、心臟、主動脈、食管等來自胸2～6段交感神經，至胃、小腸、結腸來自胸5～6段交感神經，至肝、膽囊、膽總管、胰、腎等來自胸6～10段及腰1段交感神經；降結腸以下至直腸則來自腰1～2段交感神經等。針刺夾脊穴時，針體沿棘突下兩側刺入，深達椎體，針感可沿肋間傳導，可知針刺夾脊穴不但可影響脊神經後支，還可涉及脊神經前支（前支與交感神經幹聯繫），通過神經體液的調節作用，一方面促進機體功能的改善，一方面影響交感神經末梢化學物質的釋放（如緩激、五羥色胺、β-內啡肽），從而起到調節內臟功能的作用。

可見，夾脊穴區組織中廣泛分佈的神經末梢、脊神經後支和臨近的椎旁交感神經幹是夾脊穴針灸效應的神經解剖學基礎。

四、生理生化機制

動物實驗表明，脊柱旁電針對脈衝電刺激誘發的脊髓反射放電有明顯的抑制作用，占實驗總例次的73.45%，其中有顯著抑制效應的接近半數例次。脊髓是痛信號傳入途徑中的第一級中樞，電針夾脊在脊髓水平就直接抑制痛信號的傳遞，為夾脊穴鎮痛及70年代在10餘種包括上下肢、脊柱各部位的骨科手術中以夾脊穴為針麻要穴提供了理論依據。

孫文穎等將大鼠截肢造成創傷痛，觀察電針「夾脊穴」對創傷痛情況下c-Fos原癌基因表達的影響，結果表明，截肢性創傷痛傳入資訊誘發脊髓內多層神經元c-Fos原癌基因表達，其表達產物Fos蛋白（Fos蛋白是細胞內第三信使，能將外界刺激與靶基因表達聯起來），於傷後5小時以脊髓後角Ⅰ～Ⅱ及Ⅴ～Ⅵ層內最多；並且電針「夾脊穴」能明顯抑制上述表達過程，表現為Fos蛋白形成減少。提示電針「夾脊穴」緩解術後痛的作用與抑制傷害性傳入衝動誘發的脊髓原癌基因表達有關。他們同時觀察了電針「夾脊穴」對丘腦束旁核pfFos蛋白表達的影響，結果發現，大鼠在截肢後5小時，雙側丘腦pfFos蛋白的表達明顯增多，傷肢痛閾也較術前顯著降低；而截肢後即刻電針「夾脊穴」，雙側pfFos蛋白表達則較低，傷肢痛閾降低也不明顯，提示電針「夾脊穴」可抑制創傷痛誘發的pfFos蛋白的表達，對疼痛感受區束旁核神經元的啟動具有抑制作用，表明電針「夾脊穴」對脊髓以上痛覺傳導通路也有調節作用，從而起到鎮痛效應。

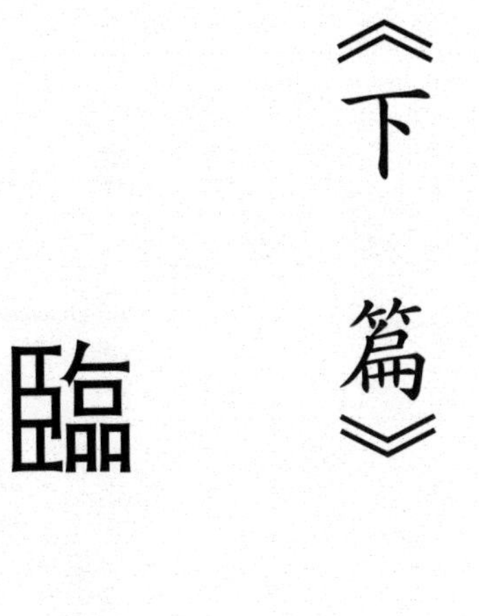

《下篇》

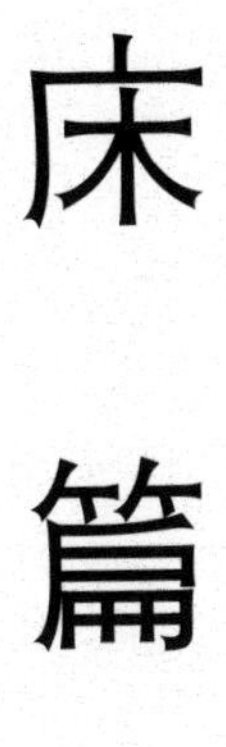

臨床篇

第一章　內科疾病

第一節　慢性支氣管炎

【概述】

慢性支氣管炎是由於感染或非感染因素引起氣管、支氣管黏膜及其周圍組織的慢性非特異性炎症。其病理特點是支氣管腺體增生、黏液分泌增多。臨床出現有連續2年以上，每持續3個月以上的咳嗽、咳痰或氣喘等症狀。早期症狀輕微，多在冬季發作，春暖後緩解；晚期炎症加重，症狀長年存在，不分季節。疾病進展又可併發阻塞性肺氣腫、肺源性心臟病，嚴重影響勞動力和健康。

根據臨床表現，本病可分為單純型與喘息型兩型：前者主要表現為反覆咳嗽、咳痰；後者除咳嗽、咳痰外尚有喘息症狀，並伴有哮鳴音。根據病程經過，本病可分為三期：急性發作期（指在1週內出現膿性或黏液膿性痰，痰量明顯增加，或伴有發熱等炎症表現，或1週內「咳」、「痰」或「喘」任何一項症狀顯著加劇，或重症病人明顯加重者）、慢性遷延期（有不同程度的「咳」、「痰」、「喘」症狀，遷延到1個月以上者）、臨床緩解期（經治療或自然緩解，症狀基本消失或偶有輕微咳嗽和少量痰液，保持2個月以上者）。

【診斷要點】

⑴排除其他心、肺疾患（如肺結核、塵肺、支氣管哮喘、支氣管擴張、肺癌、心臟病、心功能不全等）後，臨床上凡有慢性或反覆的咳嗽，咳痰或伴喘息，每年發病至少持續3個月，並連續2年或以上者，

診斷即可成立。

⑵如每年發病持續不足3個月，而有明確的客觀檢查依據（如X光、肺功能等）亦可診斷。

【治療方法】

1.梅花針療法

⑴取穴：雙側夾脊C5～T5。

⑵操作方法：穴位常規消毒後，用梅花針中度叩刺雙側華佗夾脊C5～T5，以輕微出血為度。每日1～2次，10日為1療程。

2.穴位注射療法

⑴取穴：雙側夾脊C7～T6。

⑵操作方法：由上向下，逐日更換，每次取穴1對，皮膚常規消毒後，用5ml注射器抽取藥液（如胎盤組織液、0.5%普魯卡因、當歸注射液、維生素B1注射液等）後，用6號針頭刺入穴位，待得氣後，抽無回血，再將藥液注入，每穴注射0.5～1毫升藥液，每日或隔日1次，10次為1療程。

3.火罐療法

⑴取穴：雙側夾脊T1～12，足太陽膀胱經背部第一側線。

⑵操作方法：患者取俯臥位，將大小適宜的火罐，在兩側各吸拔5～6只，至皮膚瘀血為度。隔2～3日拔罐1次。

4.穴位埋線療法

⑴取穴：夾脊T3～4、夾脊T11～12、夾脊L1～2。

⑵操作方法：每次選取1～2穴，常規消毒後，局部浸潤麻醉下，將「1」號羊腸線，用三角縫針穿埋於上述穴位下肌層，每月2次，3個月為1療程。

5.隔薑灸療法

⑴取穴：夾脊T1～L5。

⑵操作方法：患者俯臥，由上而下間隔取穴，將生薑切成薄片置所選穴位上，然後將中等大小的艾炷點燃後置其上，每次灸5壯，隔日1次，10次為1療程。穴位依次輪換施灸，如第一次取夾脊T1、3、5、7、9、11，第二次取夾脊T2、4、6、8、10、12，以後依次類推。

【典型病例】

梁××，女，35歲，工人，初診時間：1992年1月18日。咳嗽氣喘，張口抬肩，動則尤甚，雙肺乾濕羅音，低熱，開始發作期間，採用西藥抗生素控制感染，待病情穩定後，取維生素B1100mg、胎盤組織液2ml，穴注華佗夾脊C5～T6（每次選2對穴位），治療1療程後，病情明顯改善，第2年基本上沒有發作，後連續在大伏天治療3年，隨訪2年，無發作。

【現代治驗摘要】

王書榮採用冬病夏治的方法，取維生素B1100mg、胎盤組織液2ml，注射華佗夾脊穴治療慢性支氣管炎46例，結果基本治癒（經過2至3療程後，基本上控制發作；或很少發作，發作時症狀亦較輕）8例；顯效（每年很少發作，發作時咳喘較治療前有所減輕）38例。總有效率100%。（《江蘇中醫》，1997，(11)：30）

【按語】

慢性支氣管炎的治療在其不同時期是不同的。首先，應盡可能去除人體內外的各種致病因素，如保持居室內空氣清新、避免受寒和感冒、戒煙等。在急性發作期和慢性遷延期的治療應控制感染、祛痰止咳及解痙平喘。症狀緩解期除應注意改善體質、增強耐寒能力，以提高免疫防禦功能、防止發作或減少發作次數外，還可適當選用卡介苗、丙種球蛋白等。另外患者宜注意飲食營養，忌生冷、辛辣與鹹的食物，多吃含高蛋白的瘦肉、魚、雞蛋、豆製品以及含維生素豐富的水果、蔬菜等。針灸對本病發作期、緩解期或初發者都有較好的療效，如久病者，應配合其他療法治療。

第二節　高血壓

【概述】

高血壓是指在安靜狀態下動脈血壓超過正常範圍而言，為常見的慢性病。多見於中年以後。正常人收縮壓可隨年齡的增長而增加，而舒張壓則不應隨年齡而變化。本病臨床分為原發性和繼發性兩種，原發性高血壓以腦力勞動者居多，一般認為與長期緊張工作、精神刺激及遺傳有關；繼發性高血壓是其他疾病的一種症狀，如腎臟、腦、血管及內分泌疾病等。本病早期症狀為頭暈、頭痛、心悸、失眠、緊張煩躁、疲乏等。以後可逐漸累及心、腦、腎器官，嚴重時可併發高血壓性心臟病、腎功能衰竭、腦血管意外等病變。

【診斷要點】

⑴血壓測定收縮壓超過21.33千帕（160毫米汞柱），舒張壓超過12.66千帕（95毫米汞柱）。在早期血壓波動較大，時升時降，有時正常；中期血壓比較固定，但仍見波動，延至後期則血壓持續升高。

⑵多伴有眩暈、頭痛、頭脹、耳鳴、心悸、手指麻木、面紅、煩躁等症。

⑶體檢可見左心肥大，主動脈瓣第二音亢進。

【治療方法】

1.梅花針療法

⑴取穴：華佗夾脊T3～L2。

⑵操作方法：穴位常規消毒後，用梅花針沿脊柱兩側從華佗夾脊T3輕輕叩至L2，直至皮膚潮紅為度，然後拔罐5分鐘，隔日1次，10次為1療程。

2.針刺療法

⑴取穴：華佗夾脊T3、T5、T7、T11、L2。

⑵操作方法：穴位常規消毒後，用28號2～2.5寸毫針針刺以上穴位，得氣後，留針25分鐘，留針期間行針2次。隔日針刺1次，10次為1療程。

【典型病例】

季××，女，34歲，工人，初診時間：1992年10月12日。患高血壓病2年，加重8個月。胸脘痞悶，頭暈，唾痰較多，欲吐，耳鳴，面赤，血壓190/120mmHg，舌紅，脈弦數。取穴：夾脊T3、T5、T7、T11、L2，隔日治療1次，針治7次後欲吐消失，頭痛、眩暈顯著好轉，血壓160/95mmHg。治療10次後症狀均消失，血壓135/70mmHg，觀察半年血壓保持在130～143/70～80mmHg之間。

【現代治驗摘要】

何樹槐等針刺華佗夾脊T3、T5、T7、T11、L2治療高血壓病40例，針刺30分鐘後，36例患者血壓有不同程度的下降，一般下降5～20mmHg不等，其中以收縮壓較為明顯。(《雲南中醫雜誌》，1985，(1)：43)

【按語】

針灸治療高血壓病是目前臨床最為常見的非藥物療法。針灸治療本病的有效率高達90%以上，尤其對早期高血壓病療效顯著，且療效迅速、持久、無藥物的嚴重副作用，同時還可以改善高血壓病患者的各項異常指標，使高血壓病患者的各種病因得到治療，減少高血壓病併發症。採用夾脊穴治療時可根據辨證，適當配伍十四經穴，這樣療效更佳。另外，高血壓病人的調養十分重要，針灸治療的同時，宜輔以生活、環境、精神等方面治療，平時注意飲食，適當運動，生活規律，勞逸結合，控制情緒，喜樂有度，保持大便通暢。中、晚期高血壓病患者，在堅持針灸治療的同時，堅持服藥也十分重要。如一種藥物產生耐藥性而失效時，應及時更換其他藥物。不遵醫囑，隨意停藥，會使血壓急劇升高而發生危險。平時應經常測量血壓。

第三節　高脂血症

【概述】

高脂血症是指血清中膽固醇(TC)、甘油三酯(TG)和（或）低密度脂蛋白(LDL)過高和（或）血清高密度脂蛋白(HDL)過低的一種全身脂代謝異常。由於血漿中的脂肪物質必須與蛋白質結合成水溶性的複合物才能運轉全身，因此高脂血症常表現為高脂蛋白血症。遺傳、環境以及飲食失調是產生血脂過高的主要原因。本病對身體的損害是隱匿、逐漸、進行性和全身性的。初期多數沒有臨床症狀，中後期主要表現為頭痛、肢麻、目眩頭暈、腦動脈硬化、腎功能減退、高血壓等疾病。大量研究資料表明，高脂血症是腦卒中、冠心病、心肌梗死、心臟猝死重要的危險因素。

根據血清總膽固醇、甘油三酯和高密度脂蛋白一膽固醇的測定結果，通常將高脂血症分為以下四種類型：①高膽固醇血症：血清總膽固醇含量增高，超過5.72毫摩爾／升，而甘油三酯含量正常，即甘油三酯<1.70毫摩爾／升。②高甘油三酯血症：血清甘油三酯含量增高，超過1.70毫摩爾／升，而總膽固醇含量正常，即總膽固醇<5.72毫摩爾／升。③混合型高脂血症：血清總膽固醇和甘油三酯含量均增高，即總膽固醇超過5.72毫摩爾／升，甘油三酯超過1.70毫摩爾／升。④低高密度脂蛋白血症：血清高密度脂蛋白一膽固醇（HDL–膽固醇）含量降低，小於0.9毫摩爾／升。

【診斷要點】

高脂血症的診斷主要靠實驗室檢查，凡成年人空腹血清總膽固醇>5.72毫摩爾／升或（和）甘油三酯>1.70毫摩爾／升或（和）高密度脂蛋白<0.9毫摩爾／升或（和）低密度脂蛋白>3.10毫摩爾／升者，可診斷為高脂血症。總膽固醇在5.2～5.7毫摩爾／升者稱為邊緣性升高。

【治療方法】

⑴取穴：華佗夾脊T5、T7、T9、風池、天柱、人迎、太衝（均雙側）；證屬痰濁型加豐隆（雙側），血瘀型加膈俞（雙側），氣虛型加關元，陰虛型加太溪（雙側）。

⑵操作方法：先讓病人取俯臥位，選用30號40mm毫針，風池穴直刺30～35mm，使針感向枕部放射；天柱穴直刺30～35mm，使針感向前額和眶內放射，患者顱內有脹感為最佳；針刺夾脊穴針尖向脊柱方向，角度為70～80°，刺入30～35mm，使針感沿脊柱上下或向內傳導，留針20分鐘，中間用小幅度提插手法行針2次。然後讓病人取仰臥位，刺人迎時，左手拇指或食指輕壓頸動脈搏動處，輕輕向喉結部推擠，右手持針順指甲邊緣與胸鎖乳突肌前緣之間垂直刺入30～35mm，使針感沿頸上下傳導，並以向頭部傳導為最佳；太衝穴斜刺透向湧泉穴，刺入30～35mm，使足底部出現酸脹感，並沿足上行傳導為最佳。辨證取穴則按常規方法針刺，留針20分鐘，中間用小幅度提插手法行針2次。每日1次，連續針刺6天，休息1天，連續針刺2個療程。

【典型病例】

方××，男，56歲，已婚，初診時間：1995年6月12日。頭痛眩暈1月餘，伴胸悶心慌，時有心絞痛發作，每次持續2分鐘左右自行緩解，患者素有冠心痛史4年，膽囊炎8年，常服活心丹等藥。1個月前因過度勞累引起頭痛、眩暈，伴胸悶、心慌耳鳴、腰膝痠軟乏力，厭食油膩，右上腹不適，眠差，二便調。查體：BP：21/13kPa，P：84次／分，律整，心臟各瓣膜區未聞及病理性雜音，腹軟，右上腹壓痛，無反跳痛，莫菲氏徵(+)，肝脾肋下未及，胸椎旁有一壓痛區以左T4、T5、右T7為明顯，舌紅少苔，脈細數。化驗室檢查TCH：6.64mmol/L，TG：2.26 mmol/L，HDL–C：1.03mmol/L，LDL–C：4.9mmol/L，VLDL–C：0.52 mmol/L，TCH/HDL–C：6.45，LDL–C/HDL–C：4.80，AI：5.45，心電圖示：慢性冠狀動脈供血不足；B超示：重度膽囊炎。中醫診斷：1.眩暈（肝腎陰虛型），2.胸痹；西醫診斷：1.高脂血症，2.冠心病，3.膽囊炎。取穴風池、天柱、華佗夾脊T4、T5、T7、T9、人迎、陽陵泉、太溪、太衝（均雙取），針9次後眩暈、胸悶、心慌等症狀明顯好轉，心絞痛未再發作，腹脹滿減輕，共治療2個療程。B超示：輕度膽囊炎，復查血脂TCH：5.21mmol/L，TG：1.57mmol/L，HDL–C：1.36mmol/L，LDL–C：3.53mmol/L，VLDL–C：0.32mmol/L，TCH/HDL–C：3.83，LDL–C/HDL–C：2.60，AI：2.83。

【現代治驗摘要】

王英以針刺華佗夾脊T4、T5、T7、T9為主，配合針刺風池、天柱、人迎、陽陵泉、太溪、太衝等穴治療高脂血症26例，經過2個療程的治療，結果降低TCH、TG、LDL–C、VLDL–C的總有效率分別為91.7%、91.3%、95.8%、90.9%；升高HDL–C的總有效率為90.9%。(《山東中醫學院96級研究生畢業論文集》)

【按語】

高脂血症患者由於脂代謝紊亂，加速了動脈粥樣硬化的發生，易致人體心、腦、腎等重要臟器供血不足，嚴重時還可危及生命。到目前為止，還沒有一種藥物能對高脂血症藥到病除，而臨床常用的降脂藥多數需要大劑量、長期服用才能維持降脂效果，這樣又不可避免地帶來許多明顯的副作用，因此對高脂血症患者多主張綜合治療，以控制飲食及體育鍛鍊為主。首先患者要合理膳食，嚴格控制含高脂肪、高膽固醇食物的攝入量，如動物肥肉、動物內臟、魚子、奶油等，宜多食水果、蔬菜，如含纖維素高的芹菜、韭菜，含碘食物海帶、紫菜及山楂、核桃等均有降脂功能。其次要加強體育鍛鍊，有氧運動每週至少3次，每次30分鐘以上，對超重的病人尤其重要。再次要戒煙限酒、避免精神緊張。凡是經過調整飲食，加強運動，改善生活方式3至6個月無效者，或已有冠心病者，或雖無冠心病但血脂過高者，可採用中醫治療，如針灸、中藥等，或針藥結合治療，效果顯著，且副作用少。

第四節　冠心病心絞痛

【概述】

冠心病心絞痛是冠狀動脈供血不足，心肌急劇的、短暫的缺血與缺氧所引起的臨床綜合徵，主要表現為陣發性的前胸壓迫性疼痛，位於胸骨後面，可放射至左上肢，常發生於勞動或情緒激動後，持續數分鐘，休息後或舌下含硝酸甘油後，疼痛緩解。本病多發生於40歲以上的中老年人，且男性多於女性。

【診斷要點】

⑴以發作性胸痛為主要表現，疼痛發作一般都有誘因（如情志波動，氣候變化，飲食不節，勞累過多等）；突然發病，時作時止，反覆發作，多表現為胸骨後或心前區疼痛，呈壓迫、發悶或緊縮感；持續時間每次3～5分鐘，一般在停止誘因或舌下含用硝酸甘油後緩解。

⑵休息時心電圖明顯心肌缺血，R波占優勢的導聯上缺血型S-T一般下降超過0.05mV，或正常不出現T波倒置的導聯上倒置超過2mm。

【治療方法】

⑴取穴：主穴：雙側華佗夾脊T4～6；配穴：痰濁閉阻者配豐隆，瘀血阻脈者加膈俞，氣滯者配針膻中，心氣不足者加灸氣海，心陽虧

損者灸關元，心陰不足者配太溪。

⑵操作方法：選用28號1寸半毫針（形體肥胖者可酌情選用2寸毫針），病人取俯臥位，針刺華佗夾脊T4～6前先按壓片刻或用點法激發經氣運行，快速進針，針尖斜向脊柱方向，角度70～80度，刺入0.5～1.2寸，使針感向胸前區放射，得氣後，即行「平補平瀉」之手法；豐隆、膈俞等穴施以常規針刺深度，以提插撚轉行補瀉。留針30分鐘，中間每隔10分鐘行提插手法1次，每次2分鐘。每天針刺1次，連續6次，休息1天，連續針刺3週。

【典型病例】

陳××，男，52歲，已婚，漢族，初診時間：1995年10月19日。心前區疼痛，胸悶氣短5年餘，多在體力勞動時誘發，休息時能緩解，患者形體偏胖，面紅赤，脈弦滑，苔黃膩，查：胸部夾脊5、6左側壓痛明顯，血壓150/95mmHg，心電圖：Ⅰ、Ⅱ、V5、V6、ST段下移>0.05 mV，$T_{\mathrm{I、II}}$雙向、TavL低平、Tv4、v5、v6雙向，中醫診斷為胸痹（火邪熱結型），西醫診斷為冠心病心絞痛（穩定型勞累性）。取雙側夾脊T4、5、6及雙側太衝穴，針1個療程後，患者胸痛、胸悶等症狀基本消失，自覺體力增強，查心電圖示ST、Ⅰ、Ⅱ、V5較針前上升但未至正常，T波未見顯著變化，2個療程結束後復查心電圖示：ST、Ⅰ、Ⅱ、V5回復正常，Ⅰ、Ⅱ正向，Tv4、v5、v6亦正向，BP130/80mmHg。

【現代治驗摘要】

郭靜針刺華佗夾脊T4、5、6治療冠心病心絞痛31例，結果顯效（穩定型勞累性心絞痛，治療後，心絞痛症狀分級降低2級，原Ⅰ、Ⅱ級者基本消失，不穩定型和變異型，治療後症狀消失或基本消失，心絞痛發作每週不多於2次，基本不用硝酸甘油）25例；有效（穩定型勞累性心絞痛，治療後心絞痛症狀分級降低1級，原為Ⅰ級者基本消失，不穩定型和變異型，治療後症狀和硝酸甘油用量均減少一半以上）6例；無

效（治療後症狀和硝酸甘油用量無效變）0例。總有效率100%。（《山東中醫學院96年研究生畢業論文集》）

【按語】

針刺夾脊穴治療冠心病心絞痛是一種非常有效的方法，但要獲得長期療效，則需延長療程，遠期療效令人滿意。同時患者要樹立戰勝疾病的信心，發揮自身抗病能力，養成良好的生活習慣和方式，戒煙酒；保持心情的穩定和良好；生活有規律，睡眠充足；工作不要勞累過度；每日的飲食，按照「多樣化、適量與平衡」的原則，作適當的調整；另外還可根據自己的體質和病情，選擇適當的運動方式，如散步，中速行走，打太極拳，長跑，戶外郊遊等，鍛鍊時強度宜適中，持續時間不宜太長。也可根據自己的情況，選擇合適的氣功保健，如中醫辨證屬氣滯型患者，可選用放鬆功或迫打放鬆功；心氣虛者，選用內養功；血瘀者，可選太極拳等。患者每日晨起時推按肋間，在左心前區按摩胸部，力量適度，每次推至心前區有發熱感為度，可預防心絞痛發作。

第五節　腸道激惹綜合徵

【概述】

腸道激惹綜合徵（腸神經官能症）是胃腸最常見的功能性疾病，多見於壯年成人，男性略多於女性，過去稱此症為結腸功能紊亂、結腸痙攣、結腸過敏、痙攣性結腸炎、黏液性結腸炎等。實際上本症沒有炎症病變，而且功能紊亂也不限於結腸，病情往往因情緒波動而激發。目前，本病還沒有一種滿意的治療方法。

【診斷標準】

⑴大便呈水樣，腹瀉頻繁，伴臍周圍不適或陣發性疼痛和腸鳴亢

進，便意急；或長期便秘，嚴重者數天不大便，伴有失眠、多夢、四肢無力。

⑵大便常規正常，常情緒波動而激發，反覆發作。

【治療方法】

⑴取穴：華佗夾脊T5～L5。

⑵操作方法：梅花針或七星針從夾脊T5叩刺至夾脊L5，以局部紅暈為度，每日2次，10天為1療程。

【典型病例】

吳××，男，42歲，幹部。初診時間：1992年8月16日。6年前，出差外地，進食海鮮後患「急性胃腸炎」來治療。6年來，每日大便3～5次，黏液便、伴腹鳴、腹痛，鏡檢無白血球和膿細胞。經某醫院乙狀結腸鏡檢查，發現腸黏膜水腫，其他無異常。患者憂慮重重，形體消瘦，腰腿痠軟，舌質淡、苔白。治療採用七星針從夾脊T5叩刺至夾脊L5，同時針刺足三里、三陰交，按摩中脘、關元、天樞、大腸俞、脾俞、命門，1個療程後，大便次數減少，進食量增加，精神好轉，患者信心倍增。經3個療程施治，上述諸症消失。治療結束後，患者堅持每日自我按摩腹部，隨訪3年，未復發。

【現代治驗摘要】

張偉范採用梅花針叩刺夾脊穴（華佗夾脊T5～L5）治療腸道激惹綜合徵68例，結果痊癒（大便次數、形質恢復正常，臨床其他症狀及體徵消失）48例，占70.6%；顯效（大便次數明顯減少，便意特急的症狀緩解或大便秘結減輕，臨床其他症狀減輕，發作次數明顯減少）20例，占29.4%。有效率為100.0%。（《中國針灸》，1996，(7)：4)

【按語】

腸道激惹綜合徵主要是腸道功能紊亂，脊背部為脊神經循行分佈區域，脊神經能調整胃腸神經功能，故梅花針叩刺夾脊穴，可疏通氣血、調整臟腑功能，尤以調整脾、胃、大小腸功能更為突出，從而達到止瀉及調整、改善大便秘結作用。患者平時要避免刺激性的飲食，養成良好的飲食習慣。

第六節　慢性胃炎

【概述】

慢性胃炎是指不同病因引起的胃黏膜的慢性炎症或萎縮性病變。本病臨床十分常見，約占胃鏡檢查病人的80～90%，男性多於女性，隨年齡增長，發病率逐漸提高。西醫學對本病病因尚未完全闡明，目前一致認為幽門螺旋菌(HP)感染是其主要病因，另外，物理、化學因素、膽汁返流、免疫機制、遺傳因素、營養因素等作用於易感人體也可引起本病。本病缺乏特異性症狀，有時症狀的輕重與胃黏膜的病變程度並非一致，臨床表現一般以上腹疼痛、飽脹、食慾不振、乏力為主，有些人甚至沒有症狀。因此，本病的確診主要依靠胃液分析、X光檢查、胃鏡檢查和胃黏膜活組織檢查。

慢性胃炎的分類方法有多種，各有特點。按胃鏡下所見與組織病理發現，可分為：慢性淺表性胃炎、慢性萎縮性胃炎、慢性糜爛性胃炎、慢性肥厚性胃炎。通常所說的慢性胃炎，是指慢性淺表性胃炎和慢性萎縮性胃炎。

慢性淺表性胃炎是慢性胃黏膜的淺表性炎症，約占慢性胃炎的80%，病變多以胃竇部最明顯，呈彌漫性。胃鏡檢查時可見胃黏膜表面有水腫、充血，呈花斑狀紅白相間的改變，有灰白或黃色分泌物附著，有時可見局限性糜爛和小的出血點。臨床主要表現為慢性不規則的上腹隱痛、腹脹、噯氣等，尤以飲食不當時明顯，部分患者可有反酸、上消化道出血等。

慢性萎縮性胃炎是指胃黏膜呈局限性或廣泛性的胃黏膜固有腺體萎縮，數量減少，伴有不同程度的胃分泌功能低下，占慢性胃炎的10～30%。胃鏡下觀察可見胃黏膜顏色變為灰紅色、灰黃色或灰白色，胃黏膜萎縮變薄，還可見黏膜上的血管顯露。臨床主要表現為上腹部隱痛、飽脹、不適，以進食後更加明顯。多伴有食慾不振、善食酸味食物、噯氣、消化不良。部分患者可有消瘦、貧血、舌炎、舌乳頭萎縮、少量出血症狀。

【診斷要點】

⑴慢性胃炎症狀無特異性，體徵很少，X光檢查一般只有助於排除其他胃部疾病，缺乏陽性徵象。

⑵胃鏡檢查及胃黏膜活組織檢查是診斷慢性胃炎的主要依據。

⑶由於幽門螺旋菌是慢性胃炎感染的主要病因之一，故檢查胃內幽門螺旋菌也成為慢性胃炎診斷的依據。

【治療方法】

1.針刺療法

⑴取穴：主穴：華佗夾脊T7～12；配穴：足三里穴。

⑵操作方法：選用直徑0.35mm，長40mm毫針。針刺夾脊穴時，針尖斜向脊柱方向，角度70～80°，刺25～30mm，進針後得氣施平補平瀉手法。留針30分鐘，中間行針2次。每日針刺1次，連續針刺6次，休息1天，3個月為1療程。

2.梅花針療法

⑴取穴：華佗夾脊T7～12、足太陽經背俞穴。

⑵操作方法：穴位常規消毒後，用梅花針自上而下依次叩刺，中度刺激，以皮膚潮紅為度，每日1次，10次為1療程。

3.穴位埋線療法

⑴取穴：主穴：華佗夾脊T9～12（雙側）；配穴：上脘透中脘。

⑵操作方法：以上三組穴位（左右華佗夾脊穴、上脘透中脘）交替使用，每次選1組，常規消毒、局部麻醉後，用皮膚縫合針由上一穴穿入，從下一穴穿出，將羊腸線埋於穴內，剪去殘端，敷蓋無菌紗布。每次間隔15～20日，待症狀消失1個月後，再埋線1次，以鞏固療效。

【典型病例】

陰××，女，59歲，已婚，教師，初診時間：1996年6月7日。胃脘脹滿疼痛7年餘，近2年加重，噯氣、口乾、納呆、乏力、體重減輕、舌質暗紅，苔薄白，脈弦細。胃鏡檢查顯示：胃黏膜充血、水腫，胃竇部黏膜紅白相間，以白為主，黏膜粗糙，輕度血管顯露，診斷為萎縮性胃炎（竇部）。病理報告為胃竇部萎縮性胃炎。化驗檢查血清免疫球蛋白(IgG)：1753.32mg/dl，總玫瑰花(Et)：47%，血T淋巴細胞轉化率(LTT)：54.72%。中醫診斷「胃痞」，西醫診斷慢性萎縮性胃炎。針刺處方：夾脊T7～12，胃倉、意舍、足三里（雙側），採用「平補平瀉」手法，每次留針20分鐘，每隔10分鐘行針1次，6次為1療程，治療期間停服治療本病的一切藥物。針刺4個療程後，臨床諸症消失，經治療3個月，復查胃鏡，充血水腫消失，胃竇部黏膜光滑，以紅色為主，僅胃竇小彎見點狀紅白相間，腺體復生良好。診斷為淺表性胃炎（輕度）。病理報告胃竇粘膜淺表性胃炎（輕度），化驗檢查結果：IgG：1411.53 mg/dl，Et：57.2%，LTT：65%。隨訪1年，病情穩定，未復發。

【現代治驗摘要】

譚奇紋等針刺夾脊穴治療慢性萎縮性胃炎31例，結果近期臨床治癒（臨床主要症狀消失，次症消失或基本消失；胃鏡復查活動性炎症消失，慢性炎症明顯好轉；病理活檢萎縮病變消失或明顯減輕或變為淺表性胃炎）6例；顯效（臨床主要症狀消失，次症基本消失；胃鏡復查急性炎症基本消失，慢性炎症好轉；病理活檢萎縮性病變減輕）12例；有效（臨床主要症狀明顯減輕；胃鏡復查炎症有所減輕或無進展；

病理活檢萎縮性病變略有改善或無變化）11例；無效（臨床症狀稍減輕或無變化，胃鏡、病理無好轉）2例。總有效率93.55%。（《中國針灸》，2000，(3)：133）

【按語】

慢性淺表性胃炎病程緩慢，預後良好，可以治癒，少部分可轉為萎縮性。萎縮性胃炎隨年齡逐漸加重，但輕症亦可逆轉。因此，對慢性胃炎治療應及早從淺表性胃炎開始，對萎縮性胃炎也應堅持治療。單純針灸治療，或各種針灸療法交替使用，臨床療效較好，如配合中藥治療，則效果更佳。另外，慢性胃炎患者要十分注意飲食規律、少食多餐、忌暴飲暴食；避免刺激性食物，忌煙戒酒、少飲濃茶、咖啡及進食辛辣、過熱和粗糙食物；胃酸過低和有膽汁反流者，宜多吃瘦肉、禽肉、魚、奶類等高蛋白低脂肪飲食；避免服用對胃有刺激性的藥物；緩解精神緊張，保持情緒樂觀，從而提高免疫功能和增強抗病能力；注意勞逸結合，適當鍛鍊身體。

第七節　尿瀦留

【概述】

尿瀦留是指尿液充盈膀胱不能排出，或雖有排尿而仍有過多尿液殘留在膀胱內的疾患。多因前列腺增生、結石嵌頓、腫瘤壓迫、麻醉或手術後，以及中樞神經系統疾病等引起。

【診斷要點】

⑴患者有尿液充盈膀胱而不能排出，或雖有尿液排出而仍有過多尿液瀦留在膀胱內。

⑵有小腹脹悶或腹痛、排尿無力。查體可見下腹部膀胱區膨隆，叩診音實。

⑶檢查可發現其尿路梗阻、狹窄以及神經系統等致病因素。

【治療方法】

⑴取穴：主穴：雙側夾脊L1～S4，每次各取3～4穴。配穴：腎俞、大腸俞、關元俞，根據病情選1～2穴。

⑵操作方法：讓患者側臥，消毒穴位，進針得氣後，接電針儀，強刺激，頻率每分鐘約70～80次，強度以病人能忍受為限，留針30分鐘，每天或隔天1次。或者進針後行提插手法，平補平瀉，強刺激不留針，每日1次。

【典型病例】

朱××，女，51歲。患者直腸癌手術後，引起尿瀦留15天，因一直不能自行排尿而反覆使用導尿管。後經選用腎俞、關元俞及骶叢夾脊穴電針30分鐘，拔去導尿管後10分鐘，病人就有尿意。第2天病人已能自己排尿。第3次治療後，病人即恢復正常，於次日出院。

【現代治驗摘要】

金亞萍針刺骶夾脊穴治療尿瀦留32例，結果32例全部痊癒。(《上海中醫藥雜誌》，1992，(6)：36)

劉鳳花針刺腰骶夾脊穴治療婦產科術後尿瀦留80例，結果全部治癒，其中針1次排尿者60例，針2次排尿者19例，針3次排尿者1例。(《中國針灸》，1996，(11)：59)

【按語】

針刺夾脊穴對各種原因引起的尿瀦留都有一定的效果，特別是對於非梗阻性尿瀦留有即時療效，如手術後尿瀦留，身體虛弱，腎陽不足，導致膀胱氣化失司，而排尿困難，針刺腰骶部夾脊穴可增強膀胱的氣化功能，使小便順利排除。

第八節　失　眠

【概述】

失眠是一種持續相當長時間的睡眠的質和（或）量令人不滿意的狀況，常表現為難以入眠，維持睡眠困難或早醒。失眠可以分為三類，一是短暫性失眠，通常是持續幾天；二是短期性失眠，通常持續2到3週；三是慢性失眠，持續時間為1個月以上。本病病因比較複雜，要通過詳細的檢查才能確診，通常與心理因素、生理因素、藥物因素、不良的環境和習慣關係密切。

【診斷要點】

主觀標準：

⑴主訴睡眠生理功能障礙。

⑵白天乏力、頭脹、頭昏等症狀係由睡眠障礙干擾所致。

⑶僅有睡眠量減少而無白日不適（短睡眠者）不視為失眠。

客觀標準（根據多導睡眠圖判斷）：

⑴睡眠潛伏期延長（長於30分鐘）。

⑵實際睡眠時間減少（每夜不足6小時半）。

⑶覺醒時間增多（每夜超過30分鐘）。

【治療方法】

1.梅花針療法

⑴取穴：雙側華佗夾脊穴。

⑵操作方法：局部常規消毒後，用梅花針沿脊柱兩側輕輕叩刺，或由輕刺激到重刺激，症狀基本消失後，再由重刺激逐漸變為輕刺激，每日1次，10次為1療程，症狀緩解後隔日1次。

2.針刺療法

⑴取穴：雙側夾脊T5～L2。

⑵操作方法：穴位常規消毒後，選用30號2～2.5寸毫針，針尖與皮膚呈70～80度向脊柱方向刺入1～1.5寸（視患者胖瘦而定），施平補平瀉法，得氣後，留針20分鐘，每日或隔日1次，10次為1療程。

3.穴位注射療法

⑴取穴：夾脊T5、L2。

⑵操作方法：局部常規消毒後，用0.5%普魯卡因注射液2毫升加維生素B110毫克，按穴位注射療法常規操作，每穴注射1毫升，隔日1次，10次為1療程。也可選用丹參注射液或刺五加注射液。

【典型病例】

李××，女，58歲，幹部。於1991年9月21日因頭痛、頭暈、失眠而就診。現病史：自1991年1月開始出現心慌、胸悶、頭痛、頭暈、疲乏、記憶力減退等症狀，曾先後在省級醫院及縣級醫院就診，均診斷為「神經官能症」、「原發性高血壓」，服用中西藥（藥名及劑量不詳），效果不顯，近來上述諸症更加明顯，且失眠嚴重。每晚睡眠時間不足1小時，且易醒，甚至徹夜難眠。詳問病情，除上述諸症外，還伴有食慾不振、胃內隱隱作痛、胃脹等症狀。治療採用針刺華佗夾脊T7～10，平補平瀉，要求針感沿兩脅傳到胃部。結果治療第1次後，當天晚上睡眠時間達5小時之多，第2次治療後晚上睡眠時間增至7小時，且胃痛、胃脹等症狀亦隨之消失。又鞏固治療2次而喜告痊癒。隨訪3年未曾復發。

【現代治驗摘要】

筆者曾針刺雙側夾脊T5、T9、T11、T12、L2，配合神門、三陰交治療失眠26例，經1～2個療程的治療，結果痊癒17例，好轉5例，無效4例，其中有2例經5次治療而痊癒，大部分患者在經過1療程治療後，睡眠均有明顯改善。

【按語】

針刺夾脊穴治療失眠有良好效果，對於各種原因所致的失眠，都可治療，並可逐漸減少直至停服安眠藥。對於頑固性失眠，除進行針灸外，可根據辨證，配合服用一些中藥，則效果較單純用針灸為好。失眠治療最重要的是消除導致失眠的各種因素，如消除心理緊張、改變睡眠環境、避免睡前服用影響睡眠的食物或藥物、有效地治療各種神經精神及內科疾病。同時患者宜適當增加白天的體力活動。

第九節　單純性肥胖

【概述】

肥胖症是指機體內的熱量攝入大於消耗，造成脂肪在體內積聚過多，導致體重超常的病症。無明顯病因可尋者稱單純性肥胖症；具有明確病因者稱為繼發性肥胖症。本病多發生於中壯年，女性多於男性，臨床上大多數患者屬單純性肥胖症。

【診斷要點】

⑴可見於任何年齡，以體重超過標準（成人標準體重=(身高−100)×0.9；兒童標準體重=年齡×2+8）20%即為肥胖症。

⑵輕症可無臨床症狀，重者可見疲乏無力、動則汗出夾背、呼吸短促、便秘、腹脹、易饑餓、頭昏思睡、記憶力減退、畏熱，甚則心慌、下肢浮腫。

【治療方法】

⑴取穴：華佗夾脊T3～L5。

⑵操作方法：穴位常規消毒，用0.25mm×50mm毫針向脊柱中線斜刺（或45度角），進針深度1～1.5寸，施撚轉瀉法，以患者有酸脹感為度，留針30分鐘，每日1次，15天為1療程。

【典型病例】

李××，女，35歲。形體肥胖5年餘。患者5年前生產後補養失宜，形體日漸肥胖，體重最高達80kg，疲憊乏力，肢體困重，腹脹，便溏，小便頻，夜寐欠安。檢查見身高1.63m，體重78kg，舌淡胖，苔白膩，脈沈滑。診斷為肥胖（脾虛濕阻）。採用針刺華佗夾脊療法1個療程後，體重減輕6kg，2個療程後體重減輕11.5kg，3個療程後體重減輕16.5kg，療效滿意，停止治療。隨訪6個月體重未反彈。

【現代治驗摘要】

沈潔等針刺華佗夾脊治療單純性肥胖30例，並與服用減肥茶的對照組（30例）對比，結果治療2個療程（30天）後，針刺組顯效12例，占40.0%；有效15例，占50.0%；無效3例，占10.0%，總有效率90.0%。對照組顯效4例，占13.3%；有效12例，占40.0%；無效14例，占46.7%。總有效率為53.3%。（《上海針灸雜誌》，2000，(1)：29）

【按語】

中醫學認為肥胖多因臟腑功能失調，無力運化而使水穀精微聚而成痰、濁、脂。而生活安逸，進食過多，少動多靜亦是誘發的主要因素。現代醫學認為肥胖與遺傳、飲食及精神因素有關，患者交感神經功能低下，迷走神經功能亢進，且內分泌失調，多數患者物質代謝異常。有研究報導針刺華佗夾脊穴可興奮交感神經，抑制迷走神經亢進狀態，增強肥胖患者下丘腦—垂體—甲狀腺系統的功能，促進新陳代謝。實驗表明針灸對患者體內的調整作用是通過多種活性物質、多種代謝途徑的綜合作用，致使神經、內分泌和物質代謝的正常，從而達到減肥效果，使病態機體得到改善。

華佗夾脊穴分佈於督脈兩側，督脈為諸陽之會，主一身之陽氣。針刺華佗夾脊穴（第3胸椎至第5腰椎）並向督脈斜刺，可調節各臟腑功能，振奮陽氣，調暢氣機，通調上、中、下三焦，使陽氣旺盛，氣機通暢，三焦氣化功能協調平衡，則可使水液代謝正常，水穀得以化為精微，維持人體正常生理功能，病理性的痰、濁、水飲得以消除而不能滯留成為膏脂。

囑咐患者飲食宜清淡，忌肥甘厚膩，適當參加戶外活動，起居有常，忌吃宵夜。同時配合耳針療法（選取口、胃、脾、肺、內分泌、神門、交感、皮質下，埋針或壓王不留行子，雙耳交替進行）。另外針灸治療期間，如配合中藥敷臍（半夏、荷葉各10克，茯苓、澤瀉各15克，焦三仙9克，二丑、檳榔各5克，共研細末。每取藥末15～30克，用鮮荷葉搗爛取汁，調和成膏狀，敷於臍部，外以紗布覆蓋，膠布固定。每日換藥1次)，效果尤佳。

第十節　血小板減少症

【概述】

血小板具有聚集、釋放促凝物質發揮止血的功能，是人體重要的止血細胞。血小板減少是指多次血小板計數低於$100\times10^9/L$，其臨床表現因血小板減少程度不同而有別：血小板在$60\times10^9/L$～$100\times10^9/L$範圍，血小板的功能正常時，臨床很少有出血傾向；血小板在$30\times10^9/L$～$60\times10^9/L$時，患者於外傷後易發生局部出血，可表現皮膚瘀斑、鼻出血或牙齦滲血，女性都有月經過多或經期延長的問題；血小板低於$30\times10^9/L$時，患者可自發性出血；血小板低於$10\times10^9/L$時，患者隨時有發生內臟出血引起死亡的可能。臨床按病因可分為免疫性血小板減少(包括原發性血小板減少性紫癜、新生兒同種免疫性血小板減少性紫癜、藥物性免疫性血小板減少性紫癜)、骨髓病變引起的血小板減少、脾功能亢進引起的血小板減少三類。

【診斷要點】

1.免疫性血小板減少

原發性血小板減少性紫癜多見於女性，有反覆發作史，檢查皮膚、粘膜牙齦有出血，月經過多，脾臟腫大，血中存在血小板抗體，骨髓巨核細胞不減少、正常或增多，且伴有成熟障礙，以過度巨核細胞為主，血小板壽命縮短。

2.骨髓病變引起的血小板減少

患者多存在原發病，骨髓細胞學檢查是診斷依據。

3.脾功能亢進引起的血小板減少

引起脾功能亢進的最常見原因是慢性肝炎，B超檢查提示脾臟腫大、門靜脈增寬、骨髓細胞學檢查基本正常。

【治療方法】

⑴取穴：雙側骶夾脊穴、腰陽關。

⑵操作方法：患者俯臥床上，暴露骶夾脊穴和腰陽關穴，並在其表面塗以石蠟油或凡士林少許，以防燙傷。將鮮薑切成約0.25釐米厚的薑片，再把艾柱置於薑片上，點燃（無焰）艾絨；將點燃的錐形艾絨連同其下的薑片置於骶夾脊穴和腰陽關穴，保持施灸處有明顯的溫熱感（無疼痛感），若患者有灼痛感時，將備用紙片加於艾絨之下；若患者溫熱感不顯，則酌情撤去下面的紙片。每次45分鐘，每天1次，10次為1療程。

【典型病例】

鄒××，女，25歲。4年前不明原因發現血小板減少，經多方治療未癒。患者自述有明顯的乏力、納差、頭暈、頭痛。查：面色蒼白，精神萎靡，血小板計數為6.3萬／立方毫米。經隔薑灸雙側骶夾脊穴10次後，復查血小板為19萬／立方毫米，臨床表現基本消失。1年後追訪，未見復發，復查血小板計數為18.6萬／立方毫米。

【現代治驗摘要】

許美純隔薑灸雙側骶夾脊穴和腰陽關治療血小板減少25例，近期觀察，其中顯效（治療後較治療前血小板增加7萬以上）8例；有效（血小板增加3萬以上）12例；無效（灸後血小板計數無明顯好轉仍低於5萬者）5例。15例遠期療效觀察，其中顯效9例，有效5例，無效1例。其總有效率為93.33%。（《新中醫》，1983，(1)：34）

【按語】

艾絨隔薑灸骶夾脊穴對治療血小板減少有較好的近、遠期療效，可避免用激素和免疫抑制劑的副作用。本療法不僅能振奮命陽，以釜底加薪，促進氣血生化和脾之攝血，而且能通行脊裏，生精益髓，使精髓化血，血小板增加而血自攝。對於發燒、感覺障礙、精神患者及不合作之小兒均不宜用本法。

第二章　神經精神科疾病

第一節　臂叢神經痛

【概述】

臂叢由頸5～胸1脊神經的前支組成，主要支配上肢的感覺和運動。由這些神經成分所組成的神經根、神經索和神經幹受損引起頸、肩、上臂、前臂和手的疼痛，稱為臂叢神經痛。臂叢神經痛可分為原發性（與流感、受寒等有關）和繼發性兩類，繼發性又分為根性（頸椎病、頸椎間盤突出、頸椎結核、頸椎骨折或脫位、蛛網膜炎、頸髓腫瘤等）和幹性（臂叢神經炎、頸部腫瘤和外傷、鎖骨骨折、轉移性腫瘤、頸胸出口區疼痛綜合徵等）兩種。其主要臨床表現為各神經分佈區的疼痛，運動障礙，甚至肌肉萎縮等。

【診斷要點】

⑴肩部和上肢不同程度的疼痛，並呈持續性或陣發性加劇，夜間或活動時更甚。

⑵臂叢支配區內可有感覺減退和肌肉萎縮及植物神經障礙等表現。

⑶上肢腱反射可減低或消失。

⑷X光、CT、MRI檢查有助確診。

【治療方法】

1.針刺療法

⑴取穴：主穴：患側夾脊C5～T1；配穴：肩髃、肩髎、曲池、小

海、外關、合谷。

⑵操作方法：根據病情，每次主穴、配穴各選用2～3個，針刺得氣後，加接電針儀，連續波，強度以患者能忍受為度，或施溫針灸，留針20分鐘，急性疼痛每日1次，緩解後隔日1次。10次為1療程。

2.穴位注射療法

⑴取穴：患側夾脊C5～T1。

⑵操作方法：根據病情，每次選用2個穴位，將當歸注射液或丹參注射液5毫升，按穴位注射常規操作，得氣回抽無血後，每穴注入藥物1～2ml，隔日1次，5次為1療程。

【典型病例】

唐××，男，32歲，初診時間：1994年4月3日。自訴頸部有被木頭壓傷病史，近月來右上肢肩背疼，放射至臂部和右手，右上肢無力、麻木，經某醫院以肩周炎論治，口服炎痛喜康、安乃近、小活絡丹，肌注風濕寧無效，又經針灸肩髎、曲池、外關等穴有小效，遂來我處就診，診斷為臂叢神經炎。取右頸椎5、6、7及第1胸椎棘突下旁開0.5寸，針尖略向內直刺1寸深，艾條灸5至10分鐘，每日1次。針灸第1次疼痛大減，又針3次痊癒。

【現代治驗摘要】

筆者曾選用夾脊C5～T1為主，交替採用電針與穴位注射治療臂叢神經痛21例，痊癒12例，好轉7例，無效2例。

【按語】

臂叢神經痛可由多種原因引起，需明確診斷對因治療，針刺頸夾脊穴對於根性臂叢神經痛療效較為理想，患者年齡輕，疼痛發作劇烈者，見效快，效果顯著。患臂叢神經痛時，應儘量減少患肢活動，患肢屈肘時貼胸前，用寬布帶懸吊於頸部；患肢壓痛點可用0.5～1%普魯卡因液及醋酸可的松液注射，每週1次。

第二節　枕神經痛

【概述】

枕神經由枕大神經和枕小神經組成，來自頸1～3神經根，當枕神經受到刺激、損傷，出現枕區和上頸部的疼痛時，稱枕神經痛，臨床表現為自發性一側或兩側枕區和上頸部疼痛，疼痛呈持續性、陣發性加劇，發作時病人常保持頭部不動。本病常由於受涼或頸椎病等引起，也可由脊椎結核、脊髓腫瘤、肌炎、各種感染等引發。

【診斷要點】

⑴起病急，常一側或兩側枕區和上頸部發作性劇痛，咳嗽、噴嚏或頭部活動時加重，患者呈被迫體位，頭部呈微前傾或側傾位，不得移動。

⑵枕大神經、枕小神經區域有壓痛，枕部皮膚可有感覺過敏或感覺減退。

【治療方法】

1.針刺療法

⑴取穴：雙側夾脊C2～5。

⑵操作方法：患者取坐位，局部常規消毒，選1.5寸毫針快速刺入以上各穴，用瀉法留針30分鐘，每隔10分鐘行針1次，行針時用提插撚轉手法，使病人有酸脹麻感。每日1次，10次為1療程，每療程結束後間隔3天，行第2療程。

2.穴位注射療法

⑴取穴：雙側夾脊C2～4、阿是穴。

⑵操作方法：根據病情選1對頸夾脊穴，配合阿是穴，局部常規消毒後，用5毫升注射器抽取當歸注射液3毫升，以6號針頭徐徐刺入約1

寸深，待患者有針感後，回抽無血，注入藥液，每穴1毫升，每日1次，10次為1療程。

【典型病例】

李××，女，24歲，農民。初診時間：1987年4月2日。自訴頭痛數年，主要頭後部疼痛，在頸枕部最為明顯，呈放射性。查體枕部、頸部有壓痛，轉頸受限，時有強迫體位，頸項粗短，右側無名指及小指發麻；血常規化驗正常；血壓120/70mmHg，經某醫院X光攝片，枕骨大孔區顱骨畸形，診斷為枕神經痛。曾服APC、去痛片等藥，可暫時緩解，不能根治，反覆發作，時輕時重，痛苦萬分。後針刺華佗夾脊T3、4、5、6，針尖向內直刺1寸許，施平補平瀉手法，每日針刺1次，共治療6次而癒。

【現代治驗摘要】

何祖書等針刺夾脊穴配合TDP治療枕大神經痛46例，結果經2療程治療，痊癒（臨床症狀基本消失，隨訪半年未復發）38例；好轉（臨床症狀明顯減輕）7例；無效（臨床症狀治療前後無改善）1例。總有效率為97.8%。（《針灸臨床雜誌》，2000，(7)：48）

【按語】

針灸對本病有較好的療效，大部分患者均在2～5次內緩解或消除疼痛。對於偶爾發作者宜用針刺治療，如反覆發作者則注射藥物療法更為適宜。針刺留針期間，可配合用TDP局部照射，則效果更好。另外在治療期間，囑患者注意休息，配合局部濕熱敷、避免頸部多活動、注意頸部保暖，對縮短病程有一定的作用。

第三節　肋間神經痛

【概述】

肋間神經痛，是指1根或幾根肋間神經支配區的經常性疼痛，時有發作性的加劇，疼痛劇烈時可放射至同側肩部和背部，為臨床上比較常見的一種自覺症狀。可分為原發性和繼發性兩類，原發性臨床較為少見，且病因不明，繼發性較為多見，常由鄰近器官和組織的病變引起，諸如胸膜炎、肺炎、主動脈瘤、肋骨骨折或骨折後的骨痂形成或骨膜炎、肋骨腫瘤、胸椎病變等。

【診斷要點】

⑴一側胸痛，疼痛沿肋骨由後向前，即從胸椎沿相應肋間呈放射痛、刺痛、灼痛。當咳嗽、深呼吸或噴嚏時，可使疼痛加劇。

⑵胸椎脊突旁、肋間隙等有明顯局部壓痛、放射痛。屈頸試驗可使疼痛加劇。

⑶受累神經分佈區內，常有感覺過敏、感覺減退、肌肉萎縮；當波及交感神經時，可出現心前區疼痛或腹痛。

⑷X光攝片示：胸椎可有不同程度骨質增生，患椎椎體上、下軟骨面往往有骨密度增高，相應椎間隙稍變窄等。

【治療方法】

1.針刺療法

⑴取穴：按胸部疼痛區域，取胸部同側相應脊神經節段的夾脊穴。

⑵操作方法：患者取端坐位，局部皮膚消毒，用1.5寸長的毫針直刺所需深度後，向同一個方向撚針，近於滯針感時，再用力持針作提針狀約1～2分鐘，反覆行針3～5次，即可出針，1日1次。

2.推拿療法

患者坐位或俯臥位，用拇指端壓在與肋間神經症狀部位相應的胸椎棘突之間旁開1～1.5cm處（即夾脊穴），待患者覺按壓部位有酸脹痛感及有向胸前的串聯感後，間斷按壓3～5分鐘。每天1次，5次為1療程。

【典型病例】

劉××，女，22歲。初診時間：1997年3月21日。患者近3天來，自感胸部疼痛，發作性增強，深吸氣或咳嗽而激發，或加劇疼痛，自服止痛鎮靜藥無效。檢查：左側第7、8、9肋骨邊緣有壓痛，未見其他陽性體徵。治療取左側夾脊T7～9針刺，1日1次，留針20分鐘。首次針後，疼痛銳減，經2次治療後，疼痛基本消失，隨訪半年療效鞏固。

【現代治驗摘要】

陳國瑜針刺胸夾脊穴治療肋間神經痛47例，結果痊癒28例，顯效12例，有效5例，無效2例。（《湖北中醫雜誌》，1999，(2)：86）

肖四旺等點按胸段夾脊穴治療肋間神經痛21例，經3療程治療，結果治癒（胸部疼痛消失，咳嗽、深呼吸時無痛感，夾脊穴處壓痛不明顯）12例；好轉（胸部已基本不痛，咳嗽、深呼吸時疼痛明顯減輕）8例；無效（臨床症狀無明顯改善）1例。治癒率為57.1%，總有效率為95.2%。（《新中醫》，2001，(11)：47）

【按語】

肋間神經痛是多種原因引起的一組疼痛綜合徵，多見於胸椎病變刺激，如外傷、勞損或感受風寒之邪等原因，引起關節、突關節或肋椎關節以及椎體間輕度移位或牽拉、炎性改變等，刺激有關脊神經而導致相應的肋間神經痛。針刺或點按胸夾脊，對局部可起到活血通絡，理氣止痛的作用，從而有效地緩解疼痛。另外，患者要保持精神愉快，避免情緒過於激動，飲食宜清淡，忌辛辣油膩食物，生活起居要規律，保持充足睡眠，適當運動，增強體質，對本病有一定的預防作用。但必須注意檢查和治療原發性疾病，使疾病徹底解除。

第四節　坐骨神經痛

【概述】

坐骨神經痛是坐骨神經通路及其分佈區的疼痛，即在臀部、大腿後側、小腿後外側和足外側的疼痛，係由多種原因引起的一種常見綜合徵。本病可分為原發性和繼發性兩大類：原發性坐骨神經痛即坐骨神經炎，臨床較少見，主要是坐骨神經的間質炎，常與肌炎及纖維組織炎同時發生，多因感染、受涼誘發。繼發性坐骨神經痛是因坐骨神經通路遭受鄰近組織病變影響引起，按病理變化的部位又可分根性和幹性坐骨神經痛兩種，根性坐骨神經痛為神經根受壓引起，如腰椎間盤突出、椎管內腫瘤、脊椎本身病變等。幹性坐骨神經痛主要是腰骶神經叢及神經幹鄰近的病變影響了坐骨神經，如梨狀肌損傷、骶髂關節炎、骶髂關節半脫位、骶髂關節結核、子宮附件炎、腫瘤、妊娠子宮的壓迫、臀部肌肉注射位置不當和藥物的刺激、神經本身發生腫瘤等。

本病以單側疼痛為多，常先有下背部疼痛及腰部僵直感的預兆，數日後即出現沿坐骨神經通路的劇烈疼痛。疼痛可由臀部或髖部向下擴散。在大腿部大轉子內側、髂後坐骨孔、大腿後面中部、膕窩、小腿後面與外側及足背部為嚴重。疼痛呈持續性鈍痛並有發作性加劇，發作性疼痛可為燒灼和針刺樣，常在夜間加劇。根性坐骨神經痛在咳嗽、噴嚏和進氣用力時疼痛加劇並呈放射痛，腰椎棘突和橫突的壓痛最為明顯，而沿坐骨神經通路各點的壓痛則較輕微或無疼痛，直腿抬高試驗呈陽性。幹性坐骨神經痛時，可在坐骨切跡、臀線中點（承扶穴）、膕窩點（委中穴）、腓點（腓骨頭下凹）、踝點（崑崙穴）、蹠點（足底中央）有明顯壓痛；直腿抬高試驗呈陽性，坐骨神經所支配的肌肉鬆弛和輕微萎縮。

【診斷要點】

⑴典型的疼痛分佈部位，疼痛可以在活動、腹壓增加、周圍溫濕度改變等因素作用下加劇，可以與一般腰背痛鑑別。

⑵坐骨神經通路或根部的壓痛，直腿抬高試驗陽性。

⑶系統的體格檢查，同時配合腰椎X光平片、CT、肌電圖等檢查以協助診斷。

⑷本病病因診斷有賴於詳詢病史，注意有無感染、受涼、淋雨、外傷或腫瘤等。

【治療方法】

⑴取穴：主穴：華佗夾脊L1～S3、環跳。配穴：足太陽病變配崑崙，足少陽病變配懸鍾，足陽明病變配足三里，混合痛型同時配用。

⑵操作方法：每次取3對華佗夾脊穴，針刺時針尖朝向脊柱方向且與皮膚成60°角進針，腰夾脊刺入深度為2～2.5寸，骶夾脊刺入1～1.5寸，使針感向腿放射。針環跳穴時，針尖略向下，使觸電感傳至足趾。均用中等刺激瀉法，留針30分鐘，其間行針3次；每日1次，10次為1療程。

【典型病例】

張××，男，38歲，農民。初診時間：1994年11月15日。因1週前外出勞動，遭遇風雨，次日感覺右下肢痠痛，近幾日逐漸加重，以致不能下床，經西醫治療無效。來針灸科就診。查體：直腿抬高試驗呈陽性，踝反射減弱，環跳、委中、承山、崑崙穴處壓痛明顯，動時疼痛難忍。舌苔薄白，脈弦緊。診斷為：原發性坐骨神經痛，屬足太陽經筋病型。遂針刺夾脊L2、L4、環跳穴，其中委中、委陽同時放血，刺後拔罐，總出血量均為10ml。次日感覺疼痛大減。4次治療後可下床行走。8次後僅活動時有微痛，續治2次，告癒。

【現代治驗摘要】

吳玉珍針刺腰骶華佗夾脊穴配合壓痛點穴注治療坐骨神經痛52例，結果治癒（半年內無復發，並能參加正常體力勞動者）26例；顯效（疼痛消失，但過勞時有疼痛發生，遇寒冷感覺輕微不適，生理體徵檢查均正常）19例；好轉（疼痛明顯減輕，但不能勝任正常體力勞動，勞累時有反覆發作）7例；無效0例。(《針灸臨床雜誌》，1996，(10)：39)

袁曉宇針刺夾脊L2、L4，同時結合委中、委陽穴放血治療原發性坐骨神經痛30例，結果痊癒24例，占80%；顯著3例，占10%；有效3例，占10%。總有效率100%。(《針灸臨床雜誌》，1997，(6)：33)

【按語】

針刺腰骶部華佗夾脊穴治療坐骨神經痛，具有止痛效果快、明顯、療程短特點。從解剖學角度，坐骨神經是由腰4～5、骶1～3神經根組成，而華佗夾脊穴位於督脈兩側，針刺此穴有激發人體正氣，調合氣血，振奮陽氣，驅除寒邪，疏通經絡而止痛的功能，故止痛效果顯著。本病多為足少陽經和足太陽經同時受累，且環跳為足少陽、足太陽經之會穴，故針環跳能兼通二經之經氣。另外針刺得氣後，可根據病情酌加用電針或艾灸以溫經活血止痛。也可根據患者不同的壓痛點，每次選取2穴，用醋酸氫化可的松混懸液進行穴注。或者在委中、委陽、陽陵泉等穴配合放血（根據病情每次放血1～2穴），這樣可取得更好的療效。患者宜睡硬板床，適當限制活動，多注意休息，避免受涼。

第五節　血管神經性頭痛

【概述】

血管神經性頭痛，是一種由於血管舒縮功能障礙引起的發作性頭痛，以女性偏多，多始於青春期，常有家族史。發作前常有一定誘因，如月經來潮、情緒波動、疲勞等，發作前可有先兆，如視覺閃光、暗點、偏盲、暫時性失語、半身麻木或運動障礙等，一般先兆症狀持續15～20分鐘。頭痛呈週期性發作，每次持續4～48小時，偶可達數天，常見伴隨症狀有煩躁、噁心、嘔吐、畏光、面色蒼白等，少數病人可有眼肌麻痺，發作時兩側瞳孔可能大小不等。本病病因尚未明瞭，一般認為可能與調節血管運動有關的中樞神經部分功能失調有關。發作開始為頸內動脈分支的痙攣，引起相應腦組織功能障礙的症狀，繼之轉為頸外動脈分支的擴張，搏動增強而出現頭痛。

【診斷要點】

⑴青春期起病，女性多於男性，有陽性家族史。

⑵頭痛多在頭部一側，如額顳、前額、巔頂，或左右輾轉發作，或呈全頭痛；頭痛性質多為跳痛、刺痛、脹痛、昏痛、隱痛，或頭痛如裂等；頭痛每次發作可持續數分鐘、數小時、數天，也有持續數週者；隱襲起病，逐漸加重或反覆發作。

⑶經顱多普勒(TCD)提示椎動脈供血不足或腦動脈血流異常。頭顱CT或MRI檢查排除器質性疾病。

【治療方法】

⑴取穴：主穴：夾脊C2～5；配穴：少陽經頭痛加患側風池、太陽、頭維、率谷；陽明經頭痛加太陽、印堂；太陽經頭痛加完骨、頭維、風池、強間；厥陰經頭痛加四神聰。

⑵操作方法：患者伏首坐於床邊，額下墊枕頭以支撐頭部並且調節頭部高度，使頸椎處於自然放鬆狀態。局部常規消毒後，取28號2寸毫針，垂直刺入夾脊C2～5，行提插撚轉瀉法；風池穴取28號1.5寸針斜向鼻尖刺入，進針1～1.2寸，不行針；取28號1寸針斜刺頭部諸穴，行小幅快速撚轉（120次／分以上的頻率），使針感在局部擴散為度。

留針20分鐘，每日針刺1次，10次為1療程。

【典型病例】

王××，女，38歲，初診時間：1998年2月19日。1年前無明顯誘因出現右側偏頭痛，服用鎮腦甯、太極通天口服液等中成藥，無明顯療效。近1週來加重並影響睡眠，頭脹痛，夜間尤甚，並自覺顳部血管跳動。TCD示：椎—基底動脈供血不足，大腦中動脈血流增快。椎動脈擠壓試驗呈陰性，血壓：12/9kPa，舌質黯夾瘀，脈弦。診斷為少陽頭痛（氣虛血瘀）。針刺夾脊C2～5，治療10次後，症狀明顯緩解，偶爾出現頭痛，但不影響睡眠。又續治10次，症狀完全消除。隨訪半年未復發。

【現代治驗摘要】

張明針刺夾脊穴治療血管神經性頭痛50例，結果痊癒（頭痛消失，各項實驗室檢查正常）30例，占60%；好轉（頭痛減輕，發作時間縮短或間期延長，實驗室檢查有改善）20例，占40%。總有效率達100%。（《中醫外治雜誌》，2000，(3)：19）

【按語】

現代醫學認為本病多因精神壓力過重，交感神經張力增高，導致顱內血管舒縮功能異常，腦局部血流減少而發病。解剖學表明，在椎間孔處一直有交感神經分支與椎動脈相伴行，交感神經張力增高直接導致椎動脈痙攣，造成腦局部血流減少而發病。目前對此病的治療，西醫多採用鈣離子拮抗劑，初用時有一定效果，但療效難以持久，其原因在於擴張血管類藥初用時腦局部血流減少得到改善而症狀緩解，但椎動脈擴張後反而刺激與之伴行的交感神經，進一步增高交感神經張力，反過來導致椎動脈痙攣，所以此類藥物療效難以持久。因此，治療此病的關鍵在於調節交感神經張力、使之平衡。針刺頸夾脊穴，直接作用於病所，有調節交感神經張力，改善椎動脈供血不足的作用。

另外，現代研究表明，針刺可使5–HT的合成與釋放增多，從而達到止痛效果。治療時如配合疼痛部位的局部取穴、行快速撚轉手法，疏通局部經氣，增加5–HT含量，療效更佳。

第六節　膈肌痙攣

【概述】

膈肌痙攣，中醫稱為呃逆，俗稱打嗝，古稱「噦」。是指膈神經受刺激而引起的膈肌不自主、間歇性收縮和痙攣，可單獨發病，也可出現於某種急慢性疾病過程中。多因受涼、食滯、精神因素、體虛等因素引起，出現喉間呃呃連聲，聲短而頻，不能自制，輕者可持續數分鐘至數小時後不治自癒，嚴重的晝夜不停，也有間歇發作，遷延數日甚至數月不癒的頑固性呃逆，妨礙談話、咀嚼、呼吸與睡眠，患者困頓不堪，術後患者更增加創口疼痛，影響癒合。如患者形體壯實，呃聲響亮，脘痞不適，口臭煩渴，小便短赤，大便秘結，苔白膩或黃膩，脈弦或滑數者屬實證。如產後，大病後形體虧虛，面色少華，呃聲低微，氣不接續，手足不溫，舌質淡，脈沈細或細欲絕者，多為虛證與危候。

【診斷要點】

⑴呃呃連聲，短促頻繁，不能自制。

⑵發病突然，多在飲食過急、過飽或突然吸入冷空氣後而引起，也可見於某些慢性或危重疾病過程中。

【治療方法】

⑴取穴：雙側夾脊C4。

⑵操作方法：患者取坐位，頭稍低，充分暴露頸部，皮膚常規消毒後，用0.38mm×50mm毫針，先後刺入2穴，兩手同時捏住針柄，同

時緩慢而有力地進行提插撚轉，使較強的針感向胸背傳導，如果進針後針感向頭部傳導，則將針提至皮下針尖略向下斜刺，針感即可向下傳導，當針感傳至胸背時，繼續行1～2分鐘，隨著針的提插，令患者深呼吸，留針30分鐘，10分鐘行針1次，每天1次，治療5次。

【典型病例】

劉××，男性，68歲，初診時間：1995年6月29日。7天前無明顯誘因突然呃逆，且愈發劇烈，經當地醫院給予阿托品、安定肌注症狀不減，又針刺內關、中脘、膈俞、足三里、內庭等穴，呃逆依然不止。於第8天求治針灸。臨床症狀見呃聲頻頻，氣不接續似抽泣，影響進食、說話、睡眠，胸悶脅脹而煩，口渴，兩便尚可，苔微黃膩，脈弦數，診斷為呃逆（肝氣不舒）。在第4頸夾脊給予針刺治療，當針感放至胸背時，患者頓覺心胸豁然通暢，呃聲變小，不再連續，繼之呃逆消失。次日復診述針後5小時內未再呃逆，後又復發。按上法治療，針後10分鐘呃逆停止。隨訪未見復發。

【現代治驗摘要】

朱士濤等針刺頸4夾脊治療頑固性呃逆20例，以呃逆消失、隨訪2個月不復發為治癒，結果1次治癒3例，2次治癒9例，3次治癒6例，5次治癒2例。(《上海針灸雜誌》，1998，(1)：29)

【按語】

根據神經解剖學，呃逆是因為膈肌痙攣所致。膈肌的運動受膈神經支配，膈神經是頸叢的分支，纖維來自第3、4、5頸神經前支，以第4頸神經為主。當脊髓第3、4、5脊髓節灰質前角運動神經元的興奮性增高時，即發生膈肌痙攣，出現呃逆，第3、4、5頸神經後支經相鄰椎橫突間繞椎骨關節突向後行，經橫突間肌的內側後分為內側支和外側支。內側支是感覺支，外側支是肌支。內側支神經頭半棘肌與項半棘肌之間穿夾肌及斜方肌達近項中線兩側的皮支，故在第4頸椎棘突下旁開0.5寸進針，針刺的刺激經相應部位的頸神經後支的內側支，至後根脊神經節及後根，達第4或第5頸髓節後角灰質，後角灰質相應的神經元，除將針感向上傳達大腦皮質感覺中樞，引起針感並向胸背部傳導的感覺外，其併發側支達相應頸髓節前角運動神經元，降低神經元興奮性達到解除膈肌痙攣，治癒呃逆的效果。針刺過程中，當患者感到疼脹時，呃逆並不能停止，而要在進行緩慢而有力的提插撚轉到1分鐘以後，呃逆才能從減弱到停止，說明較強的刺激能夠抑制神經的興奮狀態，同時也證實了針刺治療時，只有在給予一定的手法後才能收到滿意的針刺效應。

第七節　多發性神經炎

【概述】

多發性神經炎，也稱末梢神經炎，是由於各種外來或內在有毒因素引起全身中毒反應，導致周圍神經受損（病理改變主要為軸突變性和節段性髓鞘脫失），表現為雙側肢體對稱性分佈的感覺、運動及植物神經不同程度的障礙。嚴重時也可累及顱神經，甚至精神障礙。通常肢體受損症狀遠端較近端嚴重，感覺障礙表現為受累肢體遠端感覺異常，如針刺、蟻走、電灼感，可有觸痛，與此同時或稍後，出現對稱性深淺感覺減退或缺失，呈現或長或短的手套、襪子樣分佈；運動障礙表現肌張力減退，呈鬆弛性並無力，腕或足下垂，腱反射減退消失，常有肌痛及壓痛，嚴重時出現萎縮；植物神經受損表現皮膚乾燥、溫度降低、皮膚劃痕反應減退、皮膚發亮或變薄、指（趾）甲光澤減退、消失，出現皺紋萎縮、變薄。這些受損症狀，因病因不同，程度不同，臨床表現不一，有的以運動障礙或感覺障礙為主，有的為混合性。

【診斷要點】

⑴有感染性疾病、營養代謝障礙、結締組織病變等病史，或化學物品接觸史，或有呋喃類、磺胺類藥物服用史。

⑵手指或足趾疼痛異常、刺痛或蟻行感，並有「手套—短襪型」感覺障礙及四肢遠端乏力等運動障礙以及對稱性植物神經功能障礙的臨床表現。

⑶四肢腱反射減弱或消失。

【治療方法】

1.針刺療法

⑴取穴：主穴：夾脊T1～L2；配穴：陽關、太衝、曲池、豐隆、風池、三陰交。

⑵操作方法：將胸1～腰2段夾脊穴分為2組，從胸1～腰1的奇數夾脊穴為第1組，胸2～腰2的偶數夾脊穴為第2組。每次針灸1組，兩組交替使用。同時每組都配以相同的配穴。採用補法或平補平瀉手法，夾脊穴針刺得氣後，採用溫針灸或鐳射照射，配穴每次選取2對穴位，針刺得氣後，接通電針儀，用疏密波，電流為中等刺激量，每次10～15分鐘，每日1次，連續10次為1療程。休息1～2日，再行第2療程。

2.梅花針療法

⑴取穴：主穴：雙側夾脊穴；配穴：手足陽明經。

⑵操作方法：用梅花針叩刺雙側相應的夾脊穴和雙側手或足陽明經，叩至皮膚充血為度，然後在相應的夾脊穴拔罐5分鐘，每日或隔日1次，10次為1療程。

【典型病例】

祁××，男，32歲，工人，初診時間：1989年4月26日。主訴：雙下肢軟弱無力2小時，逐漸加重4小時。刻下：自覺雙下肢肌肉麻木，有蟲子爬的感覺，偶有針扎似的刺痛。昨夜睡前洗腳時，無力抬腿。今晨起床時不能站立，需人架扶方能挪步，被鄰居抬來就診。追問病史，半月前曾患胃腸型感冒。體檢：T37℃，P75次／分，R18次／分，BP14/10kPa。發育正常，營養中等，神清，問答切題。全身表淺淋巴結無腫大，頭顱五官無異常，兩眼瞳孔等大等圓，對光反射靈敏，伸舌無偏斜、無震顫，頸軟無抵抗，上肢活動自如。胸對稱，肺心(−)，腹軟，肝脾不大，腹腔未捫及包塊及壓痛。雙下肢皮膚顏色、溫度均正常，無肌萎縮，觸痛，溫覺正常，肌力「0」度，病理反射(−)，雙下肢膝腱反射減弱，呈對稱性周圍性軟癱。胸透：心肺(−)，顱腦CT(−)，血象正常，血清離子正常。腰穿腦脊液檢查：細胞數正常，蛋白明顯增高，淋巴細胞5個／ul，蛋白65mg/dl。診斷：雙下肢多發性神經炎。採用上述針刺療法治療，6個療程後，症狀、體徵消失，治癒出院。

【現代治驗摘要】

金鏡針刺夾脊穴為主治療下肢多發性神經炎32例，治癒（症狀及體徵消失）15例，占46.9%；顯效（症狀及體徵明顯減輕）10例，占31.2%；有效（症狀及體徵有所減輕）3例，占9.4%；無效（症狀及體徵無改善）4例，占12.5%。總有效率為87.5%。（《中國針灸》，1997，(3)：138）

【按語】

夾脊穴屬經外奇穴，因其每穴都有相應椎骨下方發出的脊神經後支及其伴行的動脈和靜脈叢分佈，針刺夾脊穴，具有調節腦、髓、神志和各臟腑功能的功效，同時通過溫針或鐳射照射，可加強針刺的生物刺激作用，提高機體的細胞免疫、體液免疫，從而使機體陰陽達到平衡狀態。本病較為凶險，病情複雜多變。在運用夾脊穴治療的同時，還可配合頭針療法（如選取運動區、感覺區、足運感區，針刺得氣後，行撚轉手法，頻率為每分鐘200次，每隔5～10分鐘，行撚轉手法0.5～1分鐘，以加強刺激，總留針時間為30～60分鐘）。

為防止突然惡化，在療程休息之日，可用西藥控制部分病情，作為輔助療法。本病的預後取決於病因和治療措施，大多數病例預後良好，部分病例遺有後遺症，如肢攣縮畸形，患者的勞動能力將受影響，個別病例可有死亡的危險。

第八節　急性多發性神經根炎

【概述】

急性多發性神經根炎，又稱急性感染性多發性神經炎，亦稱格林—巴利綜合徵，是迅速進展而大多可恢復的運動性神經病。其主要病變在脊神經根和脊神經，常累及顱神經，有時也侵犯脊膜、脊髓，臨床主要表現為急性、對稱性、弛緩性肢體癱瘓和周圍性感覺障礙，病情嚴重者可累及肋間肌及膈肌而致呼吸肌麻痹引起死亡，其感覺障礙比運動障礙為輕，主要是「手套—襪套型」的觸痛覺減退，同時伴有腱反射減低或消失，病理反射呈陽性。顱神經受損時主要以面神經最常見，先有一側面癱，後兩側均癱瘓，但並非完全對稱。本病通常在上呼吸道或消化道感染後起病，一年四季均可發生，但以7～10月份為高峰，可發生於任何年齡，尤以兒童多見。本病病因尚未完全闡明，一般認為與病毒感染和機體免疫反應有關。

【診斷要點】

⑴病前1～4週有上呼吸道、消化道感染史。

⑵四肢呈對稱性弛緩性癱瘓。

⑶有手套—短襪型感覺減退及植物神經障礙表現。

⑷有顱神經損害。

⑸腦脊液檢查有蛋白—細胞分離現象。

【治療方法】

1.電針療法

⑴取穴：華佗夾脊穴與陽明經穴，隔療程輪替針刺，上肢癱瘓者取華佗夾脊C4～T3，下肢癱瘓者取L1～S1。陽明經上肢取合谷、手三里、曲池、肩髃；下肢取髀關、伏兔、犢鼻、足三里、豐隆、解溪、內庭、三陰交；若呼吸困難加身柱、素髎；言語困難、吞咽不利者加天柱、廉泉；屬肺熱者配尺澤、肺俞；濕熱者配陰陵泉、商丘、脾俞；肝腎陰虧者配肝俞、腎俞、太衝、太溪、絕骨。

⑵操作方法：華佗夾脊穴的進針一般針尖向脊柱方向，針身與皮膚呈75度角左右，緩緩刺入，深度應根據患者年齡及胖瘦情況分別進針0.5～2.5寸，進針得氣後，加用G-6805電針治療儀並選用斷續波，強度以患者能耐受為度。每日針1次，每次留針30分鐘左右，10次為1療程，中間休息3～5天。配穴針刺方法按常規操作。

2.梅花針療法

⑴取穴：雙側夾脊穴（上肢以頸夾脊、胸夾脊為主，下肢以腰夾脊為主）、督脈、手足陽明經。

⑵操作方法：用梅花針自上而下中等強度叩刺，叩至皮膚充血為度，然後拔火罐5分鐘，每日或隔日治療1次，10次為1療程。

【典型病例】

張××，男，7歲，學生，初診時間：1994年9月12日。主因漸進性四肢無力，不能站立、翻身，而以格林—巴利氏綜合徵住院治療。追問病史，患兒半月前曾有腸道感染，經服藥（不詳）後好轉，近3天出現頸軟，雙上肢無力，握力差，雙下肢癱瘓，查其肌力雙上肢為III級，下肢為II級，膝腱反射存在，跟腱反射(+)，無嗆咳及吞咽困難。患兒食慾不振，神疲乏力，身體困重，口乾欲飲，苔黃膩，脈濡數。住院後即給予抗菌素、維生素、皮質激素和能量合劑並配以針刺治療。第1療程取雙側華佗夾脊穴，上肢取T1～5；下肢取L1～5。中間休息3天後行第2療程，取穴：合谷、手三里、曲池、肩髃、髀關、伏兔、足三里、豐隆、解溪。以上2組穴針刺得氣後，均接G-6805治療儀，選用斷續波，頻率以患者能耐受為度，留針30分鐘。用上法治療1療程後患兒已能獨自站立，短距離行走，但時間不能長久，蹲下仍不能站起，亦不能上、下樓梯，經第2療程陽明經穴針刺治療後，患兒已能蹲下並站立，且能上、下樓梯，唯感四肢仍軟弱，為鞏固療效，繼續針第3療程後，肌力恢復至V級，行如常人，陽性體徵消失，苔脈趨於正常，諸症悉平，痊癒出院。

梁××，男，38歲。因進行性四肢萎軟乏力半年，加重4天，於1998年9月18日住院。患者於入院前半年無明顯誘因出現雙下肢乏力，逐漸累及雙上肢，呈進行性加重。曾在某醫院診治，經作腦脊液和肌電圖檢查後，確診為慢性格林—巴利綜合徵。經用甲基強的松等治療，病情一度好轉，但在服用強的松維持治療時病情復發，故來求治針灸。入院時症見：四肢萎軟無力、無麻木和刺痛感、無口角歪斜、語言蹇澀、吞咽障礙和呼吸困難等症。面色潮紅，口乾口苦，納可，二便調，舌淡紅、苔黃膩，脈弦滑。查體：神清，被動體位，顱神經(−)，肢體痛溫觸覺正常，四肢肌肉輕度萎縮，雙上肢肌力II級，雙下肢肌力III級，肌張力低下，腹壁反射(++)，提睾反射(++)，腱反射(−)，病理反射(−)。診斷：慢性格林—巴利綜合徵。西醫治療予強的松口服，每日10mg。針刺取穴以手足陽明經穴為主。經治15天，病情無好轉，四肢癱瘓加重，肌力下降到0級，遂改用針刺夾脊穴治療。取穴：夾脊T4（雙）、夾脊C6（雙）、夾脊T10（雙）、夾脊T12（雙）、夾脊L2（雙）、夾脊L4（雙）。針法：患者取俯臥位，常規消毒後，用30號1.5～2寸一次性針灸針，頸夾脊直刺1寸，胸夾脊微向內上方斜刺1.2寸，腰夾脊直刺1.5寸，撚轉得氣後，連接G6805-I型電針治療儀，連續波，強度以患者能耐受為度，留針30分鐘，每日1次。治療5次後，病情開始好轉，雙上肢肌力I級，雙下肢肌力II級，繼續針刺治療1月，四肢肌力恢復正常，生活自理，痊癒出院。

【現代治驗摘要】

王予康電針夾脊穴治療格林—巴利氏綜合徵46例，痊癒（癱瘓肢體運動功能完全恢復或接近完全恢復，沒有或有輕微的肌肉萎縮，癱瘓肢體肌力恢復至Ⅴ級或基本達到Ⅴ級）38例，占82.6%；顯著好轉（癱瘓肢體功能較前明顯好轉，手可抬舉，腿可站立行走，但仍不能跑步、負重，肌力恢復至Ⅳ～Ⅴ級）5例，占10.9%；好轉（癱瘓肢體功能部分恢復，但生活仍不能自理，肌力達1～3級）2例，占4.3%；無效（治療前後無明顯變化者）1例，占2.2%。總有效率為97.8%。（《山西中醫》，1995，(3)：29）

【按語】

本病初期，病情突發，且多嚴重，應以現代醫學的治療為主，主要選用皮質激素、維生素、抗菌素、能量合劑類藥，此時，針刺可作為輔助治療。在恢復期，針灸則是主要的治療方法，針刺華佗夾脊穴對本病，尤以對恢復期的病人常常收到較為滿意的療效。如再配合耳針療法（取頸椎、胸椎、腰椎、皮質下、腎、神門、交感及相應部位耳穴，每次選取3～5穴，用0.5寸毫針強刺激，留針15～20分鐘，每日治療1次，10次為1療程）或頭針療法（取運動區、感覺區、足運感區，進針後行撚轉手法，頻率為200次／分，每隔5～10分鐘，撚轉0.5～1分鐘，留針30～60分鐘。亦可用電針疏波或斷續波通電15～20分鐘，每日1次，10次為1療程），則效果更好。

第九節　脊髓空洞症

【概述】

本病是一種緩慢進展的退行性病變，其病理特徵是脊髓灰質內的空洞形成及膠質增生。臨床表現為受損節段內的淺感覺分離、下運動神經元癱瘓和植物神經功能障礙。多在20～30歲發病，偶可起病於童年或成年以後，男多於女。如病變位於延髓者，稱延髓空洞症；如病變同時波及脊髓和延髓者，稱脊髓空洞症。延髓空洞症大多由頸髓擴展而來，也可為疾病的首發部位，因常侵及延髓疑核、舌下神經核和三叉神經脊束核而出現吞咽困難，發音不清，舌肌萎縮及震顫甚至伸舌不能，面部痛溫覺減退但觸覺存在。如空洞波及前庭小腦通路時可引起眼球震顫、眩暈、步態不穩。當損害橋腦面神經核時可出現周圍性面癱。本病確切病因尚不清楚，可分為先天發育異常性和繼發性脊髓空洞症兩類，後者罕見，主要繼發於脊髓腫瘤、外傷、炎症等引起脊髓中央組織的軟化和囊性變。目前隨著CT和MR的應用，發現脊髓空洞症的發病率持續上升。此病致殘率較高，嚴重影響病人的生活質量，重者還可因呼吸障礙而有致死的危險。

【診斷要點】

⑴多在青中年發病，病程緩慢。節段性分離性淺感覺障礙，肌肉萎縮無力，皮膚關節營養障礙，常伴有脊柱畸形、弓形足等。

⑵腦脊液檢查壓力及成分大多正常，空洞大時也可致椎管梗阻，腦脊液蛋白含量增高。X光攝片可證實所伴有的骨骼畸形，脊髓碘油造影可見脊髓增寬。延遲脊髓造影、CT掃描及脊髓磁共振象可顯示空洞的部位、形態與範圍。

【治療方法】

⑴取穴：相應病損節段的華佗夾脊穴（雙側），同時配伍手、足陽明經的經穴。

⑵操作方法：穴位常規消毒後，選用28號1.5～2.5寸毫針，針尖與皮膚呈70～80°向脊柱方向刺入，刺入深度視夾脊穴所在部位而定，然後行溫針灸或電針，手、足陽明經的經穴按常規方法針刺。每次治療

20分鐘，每日1次，10次為1療程。

【典型病例】

管××，女，23歲，工人，於1988年秋季發現左半身發涼怕冷無汗，左面頰肌肉跳動，喝水嗆咳，在廠職工醫院，按痹症治療半年無效而轉診。查：左面頰肌肉不時跳動，左面頰、左眼裂、瞳孔均小於右側，左面頰從外向內呈同心圓型痛覺障礙（霍納氏徵），左眼球輕度內陷，左側咽反射消失，伸舌左偏，舌質淡、苔薄白，脈細弱。診為延髓空洞症伴霍納氏徵，屬中醫痿症範疇。治以益氣活血通絡，取夾脊C1～7為主，配合夾脊T1～2以及循經遠端足三里、合谷穴治療，每日1次，每次治療15分鐘，20次為1療程，間休3日。採用毫針和溫針交替施治。治療1個療程，左手轉溫，左面頰肌肉跳動基本消失，喝水偶爾嗆咳。治療2個療程後，咽反射恢復正常，瞳孔左右等大，左面頰肌肉已見豐滿。治療3個療程，諸症消失恢復正常。

楊××，男，28歲，農民，初診時間：1985年10月21日。自述曾在某醫院神經科診為脊髓空洞症治療3年，服過血管擴張藥、維生素B群無效而來診。查：右胸突出，左胸凹陷，脊柱側S型，肩、肘呈夏克氏關節，雙手不靈活，皮膚角化並紫紺，痛、溫度覺呈感覺分離性障礙（在T2～11節段內）。診斷：脊髓空洞症。屬中醫痿證範疇，治以溫經通脈，益氣活血。採用毫針和溫針交替施治，取夾脊T1～12為主，每次取6對夾脊穴（即T1、3、5、7、9、11或T2、4、6、8、10、12交替使用），配合針刺大椎和外關透內關，每日治療1次，每次15分鐘，20次為1療程。治療1療程後，皮膚角化、紫紺好轉，治療2個療程，病人能解衣扣，繫鞋帶，肌周徑增粗1.0cm（肘上10cm處），痛溫覺障礙縮小；治療3個療程，諸症明顯緩解，痛、溫覺障礙範圍縮小在T5～8節段內，並明顯減輕，療效滿意。

【現代治驗摘要】

任寶琴曾分別溫針頸夾脊穴和胸夾脊穴為主，治療延髓空洞症和脊髓空洞症，取得比較滿意療效。(《遼寧中醫雜誌》，1987，(12)：37)

吳義新等針刺相應夾脊穴(從空洞最高平面開始在任一側取1個穴位，每隔1個棘突在對側取1個穴位，交叉到最低平面）加中藥（地黃飲子加減）治療脊髓空洞症18例，溫痛覺有明顯好轉者2例，好轉10例，無改變6例。其他症狀如肢體麻木、患側手發涼、自發性抽痛、多汗或無汗、皮膚粗糙、腰痛等也有明顯改善。(《中國針灸》，1983，(1)：9)

【按語】

目前本病尚無特效療法，可選擇性作手術治療，如椎板切除減壓、脊髓空洞與蛛網膜下腔分流術、枕骨大孔減壓、第四腦室出口矯治術等。針刺華佗夾脊穴，可防止或延遲關節攣縮及肌肉萎縮，改善臨床症狀，一定程度上提高患者的生活質量。本病進展緩慢，尚有部分病例有數年靜止期，如臨床症狀較輕，可行保守治療，即採用一般支援療法，如維生素B群及其他神經營養藥物的應用。同時患者宜保持樂觀愉快的情緒；注意勞逸結合；預防感冒、胃腸炎；防止外傷、燙傷；合理調配飲食結構，禁食辛辣食物，戒除煙酒。中晚期患者，以高蛋白、高營養、富含能量的半流食和流食為主，並採用少食多餐的方式以維護患者營養及水電解質平衡。

第十節　截　癱

【概述】

截癱是由於各種原因（外傷、炎症、腫瘤、手術等）造成脊髓損傷平面以下肢體運動障礙、皮膚感覺障礙及大小便障礙的病症。主要表現為開始脊髓休克，即病損平面以下的完全性弛緩性癱，各種反射、感覺、括約肌功能都消失的一種臨床表現。隨著脊髓休克的逐漸解除，逐漸過渡到痙攣性癱瘓，肌張力增高、腱反射亢進。病變早期有尿瀦留，以後轉為尿失禁，並伴有病損平面以下出汗減少、皮膚乾燥、趾端蒼白等。由於長期臥床不起產生泌尿系感染、肺部感染、褥瘡感染等多種併發症，帶給病人及家屬極大痛苦。

【診斷要點】

⑴有脊椎外傷史或腫瘤、手術史。

⑵病損平面以下肢體癱瘓和感覺缺失，膀胱、直腸、植物神經功能障礙。

⑶CT或MRI可輔助診斷。

【治療方法】

1.梅花針療法

⑴取穴：病變節段兩側之夾脊穴。上肢癱配手三陰、三陽經循行線；下肢癱配足三陰、三陽經循行線；大小便障礙者配八髎。

⑵操作方法：以梅花針叩刺上述穴位，使局部皮膚潮紅微滲血為宜，每日治療1次，10次為1療程。

2.針刺療法

處方一

⑴取穴：損傷平面的上緣，棘突旁開0.5寸處。

⑵操作方法：用2～3寸毫針，兩側各1針，分別順著脊柱的縱軸方向向下沿皮刺，每次30分鐘，隔日1次，10次為1療程。

處方二

⑴取穴：主穴：受損脊髓平面上2個椎體至第5腰椎之雙側夾脊穴、膀胱經第一側線背俞穴；配穴：秩邊、關元、次髎、湧泉。

⑵操作方法：從受損脊髓平面上2個椎體開始，右側取夾脊穴，左側取背俞穴，或右側取背俞穴，左側取夾脊穴，每一個針刺平面只進1針，穴位呈「之」字形分佈。每一個穴位針刺至橫突骨膜近神經根處，

由上至下到第5腰椎為止點。然後將G-6805電針儀的2個電極分別連接兩側夾脊穴高點和背俞穴低點，或背俞穴高點和夾脊穴低點，然後接通電流，痙攣性癱以密波為主，弛緩性癱以疏波為主，電流強度以引起肌肉收縮，患者能夠耐受為準，或以患者訴有酸、麻、脹、觸電樣感覺為主，強度不能過大，以免引起脊髓再損傷。每次治療30分鐘，每日1次，12次為1療程，休息2天，再進行第2療程。

3.穴位注射療法

⑴取穴：損傷平面上、下兩個椎體的夾脊穴。

⑵操作方法：維生素B1、維生素B6、維生素B12及當歸、紅花、丹參注射液任選1～2種，按穴位注射操作常規，每次選4～6個穴位，每穴注入所選藥液0.5～1毫升，每日或隔日治療1次，10次為1療程。

【典型病例】

趙××，男，23歲，伐木工人，初診時間：1992年10月20日。頸部被原木砸傷，當即四肢癱瘓，經搶救後半月來就診，查體雙上肢麻木，肌力3級，雙下肢遲緩性癱，肌力0級，痛溫覺、關節位置覺消失，小便瀦留，陽痿。頸部核磁共振檢查：頸4～5水平脊髓變細，外傷後萎縮性改變。診斷：高位頸髓損傷後截癱，治療選頸3、6椎旁夾脊穴共2對，針尖向脊柱方向斜刺1寸深，將電針儀2對導線上下分別連接針柄，選疏波，通電30分鐘，每日1次，治療10次後，四肢肌力明顯好轉。同時加用針刺四肢穴位，施撚轉提插補瀉，以促進肌力恢復，1個月後，雙上肢肌力基本恢復，下肢可以拄拐下地行走，二便功能、性功能基本正常，3個月後可以自由行走，左腳稍有跛行。

杜××，男，41歲，幹部。因雙下肢痿軟無力2年，於1995年4月20日以「截癱」住院。患者2年前無明顯誘因漸感雙下肢麻木，軟弱無力，且逐漸向上延伸至腰腹部，至西醫院經核磁共振檢查，確定為L2～4節段脊髓病變，兩側行探查術，但未找出病因，術後雙下肢即失用，經治症狀無明顯改善，遂求針灸治療。入院時見：腰以下肢體麻木，如束帶感，雙下肢萎軟，時有痙攣，肌力左側1級，右側0級，下肢肌肉萎縮，腱反射亢進，巴氏徵呈陽性，大小便失禁，納可，舌質淡，苔薄白，脈細弱。中醫診斷：痿證（氣血虧虛，肝腎不足）；西醫診斷：截癱。治以培補氣血，補養肝腎，選穴以華佗夾脊穴為主。①先沿頸夾脊至骶夾脊梅花針叩刺，以激發經氣。②取夾脊T9、T11（平肝俞、脾俞），沿脊中線75度角斜刺1寸，行補法。③取夾脊L1～5（沿探查術疤口）雙側排刺深度抵達椎板，配以電針。④夾脊S1～2或S2～3（即八髎穴），針刺入骶後裂孔，以針感向下腹部及前後陰放射為佳。因患者二便失禁，故取骶夾脊治療下焦病症。以上夾脊穴分為2組，交替使用。針刺後，行隔薑灸T9、T11、L2、L4，以皮膚潮紅為度，同時配以環跳、委中、足三里、關元、陽陵泉、絕骨、百會等穴針刺，每日1次，10天為1療程。治療2療程後，患者大便能自控，足趾有自主運動，治療4個療程後，能攙扶行，4個月後可扶杖自行，麻木感下降至下肢部而出院，經隨訪3月，病情無反覆。

【現代治驗摘要】

米建平等以華佗夾脊穴及背俞穴為主治療截癱50例，其中基本治癒（大小便功能達III級，肢體運動功能達V級，運動功能指數提高50%以上）7例；顯效（二便功能達III級，肢體運動功能達VI級，運動指數提高30%）12例；有效（二便功能達II級，肢體運動功能達III級，運動指數提高20%以上）21例；無效（二便、肢體功能、運動指數無明顯進步）10例。總有效率80%。（《中國針灸》，2000，(9)：519）

徐凡等針刺華佗夾脊穴治療脊髓性截癱30例，其中基本治癒（神經系統功能基本恢復，能獨立行走，近似隨意排尿，生活基本自理）9例，占30%；顯效（神經系統功能大部分恢復，架拐能獨立行走，或肌力提高II級以上）8例，占26.7%；進步（神經系統功能有部分恢復，運動或二便功能兩者之間有一項明顯好轉或二項均有不同程度的好轉）11例，占36.7%；無效（治療前後症狀無改善或進步甚微者）0例；惡化（治療後病情加重）2例，占6.6%。（《針灸臨床雜誌》，1995，(8)：13）

【按語】

針灸對脊髓不完全損傷的患者，效果較為理想，脊髓完全損傷或嚴重損傷的患者，往往難於收效。針刺華佗夾脊穴治療脊髓性截癱，其臨床療效優於在癱肢上選穴治療，這可能是針感直接作用於脊髓的結果。因為針刺治療，「得氣」是取得療效的先提條件，所謂「得氣而有效」。本病患者針刺多不易得氣，往往需要深刺，並配合反覆提插撚轉，或經連續多次治療後，才能出現針感，而出現針感時，常提示病情有轉機。反之長期治療終不見針感者，預後不良。另外，若能配合中藥、按摩及其他針灸方法（頭針、四肢體針等）則效果更好。

治療中應加強患者的護理，增加營養，防止感染、褥瘡等併發症。功能鍛鍊是治療的重要組成部分，患者宜在醫護人員指導下，遵循「臥—床上體位轉換—倚物坐—扶坐—獨立坐—站—扶行」順序，逐步鍛鍊運動功能，不但提高機體耐受性，而且也促進患肢肌群的血液循環，以保證肌肉正常代謝活動，維持肌力，防止肌萎縮，從而使部分功能重建。

第十一節　中　風

【概述】

中風，亦稱腦卒中或腦血管意外，是腦動脈或供應大腦的頸動脈或椎動脈發生病變，從而引起局部性血液循環障礙，導致急性或亞急性腦損傷，出現以偏癱、語言障礙、昏迷為主要臨床表現的疾病。根據病變性質，臨床上將中風分為缺血性中風、出血性中風和混合性中風（同時或先後有出血、缺血性疾病）三大類。缺血性中風包括短暫性腦缺血發作（小中風或中風先兆）、腦血栓形成和腦栓塞；出血性中風包括蛛網膜下腔出血和腦出血。

腦血栓形成是指在腦血管壁病變的基礎上，以血流緩慢、血液粘稠度增高或血液成分改變為誘因，形成血栓，使腦動脈血管管腔明顯狹窄或閉塞，引起失供血區相應部位的腦組織壞死或喪失功能。本病的發生隨年齡段的增高而增加，起病較緩慢、呈漸進性進展，多在安靜或睡眠狀態下出現運動、感覺及言語功能障礙的症狀，多數無明顯意識障礙或比較輕微的意識障礙，腦水腫及顱內壓增高症狀較少出現或無顱內壓急性增高症狀，一般無腦膜刺激徵，無明顯的頭痛及嘔吐。常伴有腦動脈硬化、糖尿病、高血脂、高血壓及短暫腦缺血發作病史。核磁共振檢查是腦血栓形成最可靠的診斷方法。

腦栓塞是指固態、液態或氣體栓子隨血液循環進入腦動脈系統，造成腦組織血液供應阻斷，使該供血區域缺血、壞死，出現相應的腦功能障礙。起病突然，發病後立即出現運動、感覺、視覺或言語等功能障礙，無前驅症狀，也無逐漸加重趨勢，開始即表現為完全性卒中。如果患者既往有風濕性心臟病，尤其是心房顫動者，診斷一般不難確立。

原發性或自發性腦出血，多由腦內血管破裂引起，絕大多數是高血壓病伴發腦小動脈病變在血壓驟升時發生，出血部位多數發生在大腦半球深部基底神經節，其次在橋腦、小腦等。本病多見於寒冷季節，多在白天或活動時發病。一般在出血前幾小時至幾天內，可有頭痛、頭暈、嗜睡、精神障礙，視覺、感覺、言語功能障礙，鼻衄、眼底出血等。發病時急驟，往往數分鐘或數小時達到高峰，其表現與出血部位、出血速度、出血量及機體狀況、機體反應性等因素有關。急性期的主要症狀為頭痛、頭暈、嘔吐、偏癱、四肢癱、意識障礙、失語及尿便失禁，並可出現面色潮紅、深大呼吸或潮式呼吸、鼾聲、流涎、脈搏洪、血壓升高、高燒、一側或雙側瞳孔縮小，對光反射減弱或消失，肌力降低。

蛛網膜下腔出血是指腦內動脈、靜脈破裂出血進入了蛛網膜下腔而引起的一系列臨床症狀。包括繼發性蛛網膜下腔出血和原發性蛛網膜下腔出血兩類。本病一般根據突然發生的劇烈頭痛、嘔吐、腦膜刺激徵和均勻血性腦脊液及壓力增高，即可確診。多數患者可伴有不同程度的意識障礙，其程度可依病情、出血量、損傷部位等而有所不同。

中風後，經過急性期及恢復期的有效治療，患者仍常常遺留不同程度的後遺症，如肢體功能障礙、語言障礙、癡呆、關節攣縮、足內翻、足下垂、異常步態、心理障礙、吞咽障礙、假性球麻痹等。後遺症的輕重，主要取決於病位的大小、病局部位元、年齡因素、身體素質情況以及治療情況。一般說來，年齡輕、病位較小、身體素質較好及治療及時者，後遺症較輕微，反之則重。

【診斷要點】

⑴有心腦血管病史及典型起病形式。

⑵起病急驟，可伴有頭痛、噁心、嘔吐，或有意識障礙，或有語言障礙，迅速出現偏癱，錐體束徵呈陽性。

⑶腰穿、頭顱CT及MRI等檢查有助確診。

【治療方法】

⑴取穴：主穴：夾脊C2～7，夾脊T1～12，夾脊L1～5，夾脊S1～4，(根據病情取相應穴位)；配穴：陰虛風動取百會、雙太衝、雙太溪，氣虛血瘀取雙足三里，風痰瘀血，痹阻脈絡取雙支溝、豐隆，上肢配天宗、外關、合谷，下肢配環跳、陽陵泉、三陰交。

⑵操作方法：胸、骶夾脊穴按常規針刺，頸夾脊針刺後，施平補平瀉手法要求針刺感應向同側上肢放射。腰夾脊取俯伏臥位或向健側

臥位，要求針刺感應向小腿或同側下肢放射，施平補平瀉手法，留針20～30分鐘，其間行針2～3次。四肢穴位根據辨證，針刺後分別施瀉法、補法、平補平瀉法，留針20～30分鐘，其間行針2～3次。

【典型病例】

趙××，男，66歲，幹部，初診時間：1996年2月27日。主訴：左側肢體無力3月餘。3個月前（1995年11月11日）午餐飲酒後出現右側劇烈頭痛，繼感左側肢體無力，並見嗜睡，無嘔吐，抽搐及高熱，入他院急診CT示：右側基底節區血腫。即行「血腫清除術」，手術後生命體徵平穩，嗜睡，左側肢體無力，肌力II～III級，繼續予脫水、降壓、抗感染及對症處理後，患者於12月6日意識恢復正常，唯肢體功能無進一步改善，故來針灸科治療。刻診：左側肢體肌張力增高，左上肢肌力II級，左下肢肌力III級。腱反射：左上肢肱二頭肌、肱三頭肌及橈骨膜反射活躍+++>右側++，左膝、踝反射亢進+++>右側++，左側霍夫曼徵呈陽性，引出左側髕陣攣及踝陣攣，左側巴彬斯基徵呈陽性，舌質淡紫，苔厚膩，邊尖白，脈滑，右尺沈弱無力。中醫診斷：中風（中經絡）之風痰瘀血，痹阻脈絡型；西醫診斷：腦出血，左側偏癱。治療取夾脊C2～4、夾脊L1～4，每次每部位各取2～3穴，以平補平瀉手法針刺，配合辨證取穴，選取雙側支溝、豐隆，用瀉法；肩髎、足三里、環跳、解溪，用平補平瀉手法。以上穴位針刺時均留針20～30分鐘，其間行針2～3次。經3個療程治療後，患者左側上肢肌力IV級，左下肢肌力V級，基本痊癒。

【現代治驗摘要】

胡玲香針刺夾脊穴配合辨證取穴治療中風200例，結果基本痊癒（積分達24分以上）82例，占41%；顯效（積分增加超過10分）76例，占38%；有效（積分增加超過4分）30例，占15%；無效（積分增加不足4分）12例，占6%。總有效率為94%。（《成都中醫藥大學學報》，2000，

(1)：2)

侯婷婷等針刺夾脊穴為主治療中風後遺症112例，結果基本痊癒30例，占26.78%；顯效51例，占45.54%；有效24例，占21.43%；無效7例，占6.25%。總有效率93.75%。(《天津中醫》，2001，(4)：35)

【按語】

到目前為止，中風仍是世界上死亡率最高的疾病之一，不少後遺症仍無滿意療法，針灸是治療中風及其後遺症的理想方法。但應注意：中風急性期需明確診斷，中臟腑等危重症應在西醫及時搶救的同時，配合針灸則效果更好。從現代醫學的角度來看，腦血管的支配主要受到來自頸叢的交感神經的作用，因此針刺頸夾脊穴有改善腦血液循環，提高血液中的氧分，促使腦細胞功能恢復之作用；另外，由於頸、胸、腰夾脊穴的局部解剖結構中均有脊神經的分佈，根據神經節段性支配的特點，針刺頸與胸1～2夾脊穴長於上肢的恢復，而腰夾脊則利於下肢的復用。此外，配合頭針、眼針、四肢穴位對本病後遺症的治療效果更佳；病程在3個月以內者，療效較高，超過半年者則較差；在配合四肢穴位治療的過程中，如久針患側效不顯著，可施針健側，久刺陽經不顯著可配合陰經。總之，應以辨證為基礎，靈活選穴。治療期間應讓患者家屬輔助鍛鍊偏癱肢體，促進其功能恢復。患者還應注意，慎起居，調情志，節飲食，預防疾病的再發生。

第十二節　癲　癇

【概述】

癲癇，俗稱「羊癲風」，中醫稱為「癇證」，是指過度興奮的大腦神經元異常放電而引起的陣發性短暫大腦功能失調綜合徵。臨床以運動、感覺、意識、精神等不同障礙為主要表現，常反覆發作。本病一般分原發性和繼發性兩類，原發性癲癇的病因不明，但與遺傳有關，繼發性癲癇多見於各種腦部病變和代謝疾病中，如腦先天性疾病、腦外傷、腦部感染、腦缺氧、顱內腫瘤、腦血管病、代謝紊亂、中毒及變態反應性腦病等。

臨床上癲癇發作主要有大發作、小發作、局限性發作、精神性發作等類型，以突發性、短暫經過，迅速消退，不發作期表現正常為特徵。大發作常表現為意識突然喪失，全身抽搐，眼球上轉，瞳孔散大，呼吸暫停，口吐白沫，或作尖叫與二便失禁，發作後常昏睡1～2小時，醒後可有頭痛、全身痠痛及乏力；小發作多見於學齡前兒童，表現為短暫的意識不清，患者在某一姿勢下突然固定不動，兩眼凝視，茫然若失；局限性發作一般表現為一側面肌的陣攣性抽搐，或短暫的運動性失語，或眼球斜向一側，全身旋轉，或一側肢體有麻木、針刺感或該肢體突然消失感；精神性發作以精神障礙為主，可無意識喪失，但有健忘，對發作不能回憶。

【診斷要點】

⑴根據臨床表現如以抽搐為主症的特點以及必要的查體，可診斷本病。

⑵腦電圖可輔助診斷。

【治療方法】

⑴取穴：主穴：雙側華佗夾脊穴；配穴：豐隆、足三里、人中，同時可根據不同兼症適當配伍相應穴位。

⑵操作方法：華佗夾脊穴施以平補平瀉法，得氣後接G-8605電針儀，採用密波，強度以患者能忍受為度，留針20分鐘，隔日1次（發作期可每日治療1次），10天為1療程，每療程休息3～5天再接第2療程。其餘穴位按常規針刺。

【典型病例】

楊××，男，17歲，家人代訴：出生後6個月時由於高燒引起抽搐，後每感冒發燒即引起抽搐；6歲開始發現抽風，數月發作1次，發作時自覺渾身寒慄，隨即突然跌倒，神志不清，抽搐吐涎，有羊啼樣叫聲，持續1～3分鐘，自然恢復正常。多年來經多種方法治療，未見明顯效果，病情逐年加重，近1、2年每日發作1到數次，持續時間有時長達十幾分鐘，面色蒼白、智力低下，現長期服用苯妥英鈉和一些維生素類藥物。治療前令患者停服一切藥物，首先針刺華佗夾脊，自上而下，用平補平瀉手法撚針10分鐘，隨即取針。然後配刺風府、三里（灸）、豐隆（灸），留針20分鐘，每日1次，3次後患者開始停止發作，但偶有寒慄。連續治療3個療程，患者在治療期間未發作1次抽搐，面色也逐漸正常，精神也有明顯好轉。

【現代治驗摘要】

筆者曾採用電針華佗夾脊穴為主治療癲癇症22例，經過3～5療程的治療，痊癒（治療後隨訪1年未復發）9例；有效（6個月內症狀明顯減輕，發作次數減少，發病程度明顯減輕）10例；無效（治療後症情無明顯改善）3例。

【按語】

中醫認為本病多由一些原因導致臟腑失調或氣機逆亂而發病，尤以痰邪作祟為主要，故歷代醫家治本病首先以豁痰順氣為大法，在臨床治療上，無論選穴還是用藥，均重於治痰，但根治本病的方法，尚不多見。筆者認為治本病首先應調理臟腑氣機，只有臟腑和順，經脈得以濡養，則痰自無產生之源。孟蘭成多年來採用華佗夾脊為主治療本病，經臨床大量的病例證實此法行之有效（《中醫藥研究》，1994，(3)：47)。在選穴意義上，華佗夾脊雖屬經外奇穴，因其位於背部督脈兩側，又位於諸臟腑俞穴的旁側，且督脈又主一身之陽，故針刺華佗夾脊既調督脈之經氣，又可調諸臟腑之氣機，使得臟腑氣機和順，痰滅疾癒。臨床在採用本法治療的同時，可配合耳針療法（取腦、下屏尖、神門、心、肝、脾、腎等耳穴，採用埋針法和壓丸法，兩耳交替使用，每隔3日更換1次，4次為1療程）或頭針療法（取運動區、感覺區、額中線，按頭針操作方法進針，予強刺激，留針30～60分鐘，每日或隔日治療1次，10次為1療程，或配合電針治療）。

對繼發性癲癇，尤其在間歇期，應重視對原發病位的檢查以及原發病的治療。持續發作伴有高熱、昏迷等危重病例必須採取綜合療法。癲癇治療目前仍以抗癇藥為主，儘管針灸治療本病有較好的臨床效果，也不宜立即撤除原先服用的抗癇藥，以免引起癲癇持續大發作的可能，另外癲癇患者多以情志因素誘發，患者平時應保持樂觀情緒，生活要有規律，保持足夠的睡眠時間，增強營養，宜食清淡，戒煙酒。

第十三節　精神分裂症

【概述】

精神分裂症是精神病中最常見的疾病，多起於青壯年，通常表現為感知、思維、情感、行為等多方障礙和精神活動不協調。一般無意識障礙和智慧缺損，病程多遷延，有相當一部分緩解的病人病情常有復發，部分病人趨向慢性化。臨床上分為偏執型、青春型、緊張型、單純型、殘留型、衰退型等。主要表現有①聯想障礙：在與人的談話過程中，談了很長時間還是令人百思不得其解，所寫東西，語無倫次，而自己卻不能覺察其中問題；②妄想：原發性妄想，或妄想內容互相矛盾，或毫無聯繫的兩個或多個妄想，或妄想內容變化不定，或妄想內容荒謬離奇；③情感障礙：情感反應與其思維活動不協調，情感淡漠，或情感倒錯，或自笑；④幻聽：評論性幻聽，或爭議性幻聽，或命令性幻聽，或連續幾週以上反覆出現的言語性幻聽；⑤行為障礙：

緊張症狀群，或幼稚愚蠢行為，人格改變，膽小，不喜歡與人交往，完全沈湎在他自己的內心世界中，置周圍現實於不顧；⑥被動體驗或被控制體驗；⑦被洞悉感或思維播散；⑧思維插入，或思維被撤走，或思維中斷。

【診斷要點】

⑴精神症狀以思維障礙為主，同時有情感、感知和意志行為異常，其精神活動互不協調為特徵。聯想和思維內容障礙，情感淡漠，脫離現實。意識和智力正常，但缺乏自知力。

⑵青中年發病，病期長，在3個月以上。

⑶既往有類似發病，間歇期遺留某些精神缺陷或性格改變。

⑷類似的精神疾病家族史可供參考。

⑸軀體及神經系統檢查未發現器質性疾病的證據。

【治療方法】

1.埋線療法

⑴取穴：華佗夾脊T1～7，L4～S1（雙側）。左右夾脊穴之間包括：大椎、陶道、無名、身柱、神道、靈台、至陽、腰陽關、第17椎下、腰俞10個督脈穴位。

⑵操作方法：按精神症狀、隨症取以上諸穴埋線，患者反向坐在椅子上，充分暴露背部，室內溫度適宜，避免精神緊張，令患者低頭，選定穴位，在棘突間正中處用龍膽紫做標記，常規消毒皮膚，於兩橫突間，平棘突之間旁開5～8分，相當於脊神經根處，兩側注入2%鹽酸利多卡因適量，斜向棘突間韌帶進針，邊推藥液邊退針，避免直刺或深刺，防止因患者活動刺入肺部或刺入脊髓腔內。再將1號羊腸線穿入三角全層縫合針上，從一側夾脊穴刺向另一側（對側）夾脊穴出針。注意出針時的手法要穩準，不要偏離脊柱中線或用力過猛出現折針現象。精神病人往往配合不好、需有人協助完成。穿入羊腸線之後兩頭

剪斷，使羊腸線留在體內，防止線頭露在皮膚外。稍提起皮膚、蓋上無菌敷料膠布固定。一般15～20天1次，3次為1療程。

2.穴位注射療法

⑴取穴：華佗夾脊T5、T7。

⑵操作方法：按穴位注射療法常規操作，進針得氣後，每次每穴注入氯丙嗪注射液0.2～0.5ml，隔日1次，10次為1療程。

【典型病例】

李××，女，21歲，工人，初診時間：1985年1月21日。3年前因患精神病，曾在精神病院診斷為精神分裂症，先後住院2次，曾採用背俞夾脊穴埋線法連續治療7次（每次間隔15天）後，近期轉歸痊癒，2年後遠期隨訪仍然痊癒。此次來診，精神症狀表現為連日失眠、胡思亂想，有時不認人，自己的東西隨便送給不相識的人，飲食不能主動，完全失去個人生活能力，情感淡漠，思維聯想障礙，無自知力，行為異常，失去工作能力近10個月。來診時由4人護送，因其拒絕治療，遂採取強迫方式完成第一次對此病人的埋線操作過程，取穴：胸椎1～4華佗夾脊穴埋線。15天之後病人第二次來診時，在治療過程中表現能配合，取胸椎1～4華佗夾脊穴埋線。3天之後，病人即表現睡眠好轉，比較安靜，精神症狀開始逐漸減輕。痊癒後精神症狀完全消失，待人接物及表情與正常人一樣，恢復了工作。

【現代治驗摘要】

呂雅芝採用背俞夾脊穴埋線法治療精神分裂症100例，結果痊癒（精神症狀全部消失，恢復病前全部能力，達到病前水平，重新復職，復學，復歸社會，適應家庭生活良好，保持穩定的心理平衡，而且不靠藥物維持）59例；顯效（精神症狀基本消失，保持少量的殘留症狀，對家庭生活和社會勞動適應能力尚可，心理平衡能力在正常人的支援下尚能保持，有階段性的復職、復學能力）24例；進步（精神症狀部分消失、自知力動搖或模糊、缺乏理解和判斷能力，對家庭生活和社會勞動不能很好適應，需要正常人監督）6例；復發（治療已達顯效或痊癒又復發者）7例；無效（與治療前相比，精神症狀無改善）4例。多數埋線2～4次即見效果，有的治療1～2次即出現睡眠好轉，食慾增強，精神症狀明顯好轉，最顯著的治療效果出現在第3次埋線後。（《中國針灸》，1988，(5)：12）

【按語】

夾脊穴埋線或藥物注射治療精神分裂症，取穴少、手法簡單、療效顯著、治癒率高，可避免因長期服用抗精神病藥物引起的劇烈副作用。本療法對病程較短，復發次數較少，症狀以青春型、緊張型的療效較好。相反的病程長，復發次數較多，類型以單純型、偏執型、殘留型、衰退型的效果相對較差。兒童性精神病、器質性精神病的療效也低。如果是初次發病，使用埋線法的同時，再有選擇地辨證配伍取穴，可以使治癒率提高。

另外，患者經過治療，當症狀開始緩解時，宜適時地加入心理治療，解除患者的精神負擔，鼓勵其參加集體活動，促進精神活動的社會康復。經常與患者談心，開導他要正確對待疾病，正確對待現實生活，使患者在沒有心理壓力、盡力減少心理困擾的環境中生活。

第三章　骨傷及軟組織疾病

第一節　落　枕

【概述】

落枕是頸部一側的肌肉因睡眠姿勢不良或受風寒引起痙攣而產生的頸部疼痛、功能活動受限的一種疾患。患者一般在晨起扭頸時，突然感到一側頸項強直痠痛，不能轉側俯仰，有明顯壓痛，喜熱敷。輕者4～5日自癒，重者疼痛嚴重並向頭部及上肢放射，可延至數週不癒。少數患者因頸部突然扭轉或肩扛重物，致使部分肌肉扭傷或發生痙攣。成人發病較多，冬春兩季多發。

【診斷要點】

⑴一般無外傷史，多因睡眠姿勢不良或感受風寒後所致。

⑵急性發病，睡眠後一側頸部出現疼痛、酸脹，可向上肢或背部放射，活動不利，活動時傷側疼痛加劇，嚴重者使頭部歪向病側。

⑶患側常有頸肌痙攣，胸鎖乳突肌、斜方肌、大小菱形肌及肩胛提肌等處壓痛，在肌肉緊張處可觸及腫塊和條索狀的改變。

【治療方法】

1.梅花針療法

⑴取穴：患側頸夾脊穴、阿是穴、肩井穴。

⑵操作方法：用梅花針施中等強度叩刺患側頸夾脊穴，至皮膚潮紅為度，肩井、阿是穴施重度手法叩刺，以微滲血為度。然後拔罐5分鐘，每日1次，5次為1療程。

2.針刺療法

⑴取穴：患側夾脊C3～6。

⑵操作方法：局部常規消毒，用1寸毫針針刺上述夾脊穴，施提插撚轉手法，得氣後，行溫針灸，留針15分鐘，起針後，拔罐5分鐘。每日1次，5次為1療程。

【典型病例】

王××，女，47歲，初診時間：1997年3月18日。患者昨日落枕，現右側頸項強直，疼痛，不能左右轉側，局部壓痛明顯，舌淡紅，苔薄白，脈弦。採用上述針刺療法治療1次後，疼痛若失，活動頸部略有不適，次日詢之，已癒如常。

【現代治驗摘要】

筆者曾採用針刺頸3～6夾脊穴，配合落枕穴治療落枕29例，結果經1～3次治療，痊癒19例，經4～6次治療，痊癒10例。總有效率100%。

【按語】

本病臨床治療容易，特別是採用針灸療法，一般1～2次即可痊癒，但患者平素應注意頸部保暖，免受風寒，枕頭高低適度，經常作頭頸的屈伸、旋轉活動，對預防落枕有利。

第二節　肩關節周圍炎

【概述】

肩關節周圍炎簡稱肩周炎，是由肩關節周圍肌肉、肌腱、滑囊和關節囊等軟組織的慢性炎症、黏連所引起的以肩關節周圍疼痛、活動障礙為主要症狀的症候群。因發病年齡以50歲左右為多，故又稱「五十肩」。起病常無明顯誘因，多為單側發病，偶有雙側同病者。病程較長，根據病理過程，可分為急性期、黏連期和緩解期三個階段。急性期主要表現為肩部大面積疼痛，痛勢可放射至肩胛部、上臂或前臂背側，夜間尤甚或半夜痛醒，不敢臥向患側，患肢無力，肩關節活動尚無明顯功能障礙；黏連期表現為肩部痠痛逐漸局限和固定，痛點在肩峰前後側、腋前後部、三角肌，但活動障礙趨於明顯；緩解期表現為肩部痠痛重滯，轉動掣痛，有嚴重之肩關節功能障礙，肩部肌肉可出現不同程度的痙攣和廢用性萎縮，甚至強直。

【診斷要點】

⑴肩關節部疼痛，牽扯肩關節活動受限，上臂不能上舉、後伸，常影響穿衣、梳頭等日常生活，久則肩關節周圍軟組織黏連，進而肩部肌肉萎縮。

⑵好發年齡在50歲左右，女性多於男性。右肩多於左肩，多見於體力勞動者。

⑶肩周疼痛，以夜間為甚，常因天氣變化及勞累而誘發。

⑷X光檢查多為陰性，病程久者可見骨質疏鬆。

【治療方法】

1.針刺療法

處方一

⑴取穴：主穴：夾脊C3～7；配穴：肩髃、曲池、外關、合谷。

⑵操作方法：每次選用主穴和2對配穴，以28號1.5寸毫針，進針1寸深，得氣後施平補平瀉法，然後接G–6805電針治療儀，用疏密波，強度以患者感到舒適為度，每次30分鐘，10次為1療程，一般1～2療程。

處方二

⑴取穴：雙側夾脊C5。

⑵操作方法：患者坐位，頭伏於桌上，穴位常規消毒後，術者左手拇、食指挾持一側穴位，使其皮膚稍稍提起。右手持28號3寸長毫針，快速刺入穴位。進針後，針身與脊柱平行，緊貼皮膚，針尖向下沿皮

刺，得氣後，持續運針，使針感放散至肩或背部。然後，再用同樣方法針刺另一側穴位。兩側針均有感傳後，接G-6805型治療儀，連續波段，電流以患者能耐受為度，留針時間15～30分鐘，隔日1次，10次為1療程。

2.梅花針療法

⑴取穴：夾脊C5～T4、患部關節周圍；肩部活動障礙加肩胛區、夾脊T5～10；肌張力差、肌肉萎縮者加夾脊T7～12。

⑵操作方法：視病情均選取患側部位，用梅花針，按由上而下、由近心端向遠心端的順序行中度或重度叩刺，然後拔火罐5分鐘，隔日1次，10次為1療程。

【典型病例】

劉××，女，45歲，農民。左肩關節疼痛9個月，勞累、陰雨及夜間疼痛尤甚，局部涼感，影響睡眠。左上肢後伸、上舉疼痛加劇。穿脫衣服、梳頭等均感困難。曾服中西藥物功效不顯。檢查：左肩內側有明顯壓痛，上舉90度，後伸時左手摸不到腰椎。診斷為肩關節周圍炎。經電針雙側頸5夾脊穴治療6次，疼痛消失，左肩上舉180度，後伸時手可觸及胸椎。穿脫衣服、梳頭等均不受限。半年後隨訪，未見復發。

【現代治驗摘要】

仲躋尚電針雙側夾脊C5治療肩關節周圍炎51例，結果痊癒（肩關節功能恢復正常，無疼痛）31例；顯效（肩關節功能明顯改善，上舉150度以上，有時有輕微疼痛）10例；好轉（肩關節功能障礙改善不明顯，但疼痛減輕）6例；無效（疼痛和肩關節功能障礙均未見好轉）4例。痊癒病例中隨訪27例，經過1年觀察，未見復發。（《中國針灸》，1983，(2)：31）

王維芳電針針刺頸夾脊穴治療肩周炎430例，結果治癒（肩周疼痛消失，肩關節功能完全或基本恢復）192例，占44.65%；好轉（肩部疼痛減輕，活動功能改善）230例，占53.49%；無效（症狀無改善）8例，占1.86%，治療1療程以內治癒73例，2療程內治癒123例。（《針灸臨床雜誌》，2000，(6)：49）

【按語】

針灸是本病治療的首選方法，如能配合祛風通絡、活血化瘀止痛的中藥熱敷，則效果更佳。治療的同時，應告誡患者做各種功能鍛鍊，如前屈、外展、內收、內旋、外旋、環轉等，即使疼痛也要適當活動，逐漸增加活動力度，切不可懼痛而不動。如主動活動困難，可先做被動運動，後逐漸做主動運動。堅持功能鍛鍊是配合治療的一項重要措施，對恢復肩關節功能有很大幫助，但應注意鍛鍊方法要適當，可選用下面的方法進行鍛鍊：如單手爬牆（面對牆壁，單手沿牆壁緩緩向上爬行，盡可能高舉患肢，胸部儘量貼近牆壁，然後再緩緩向下回到原處，如此反覆進行數次）、手拉滑輪（滑輪用繩懸掛高處，兩手握住繩的兩端，以健手帶動患肢，上下拉扯）、體後拉手（雙手反背，以健手拉患肢，緩緩向上拉，反覆進行）。

第三節　頸椎病

【概述】

頸椎病係指由於頸椎間盤退行性變、頸椎骨質增生，或頸椎正常生理曲線改變所致脊髓、神經、血管損傷而表現的相應症狀和體徵。好發於40～60歲中老年人，男性較多於女性。患者經常感覺到頭、頸、臂、手及前胸等部位的疼痛，並可有進行性肢體感覺及運動障礙，重者可致肢體軟弱無力，甚至大小便失禁、癱瘓，如累及椎動脈及交感神經則可出現頭暈、心慌、心跳等相應的臨床表現。根據臨床症狀，頸椎病可分為頸型、神經根型、脊髓型、椎動脈型及交感神經型。

【診斷要點】

⑴臨床表現與影像學所見相符合者，可以確診。

⑵具有典型頸椎病臨床表現，而影像學所見正常者，應注意除外其他病患後方可診斷頸椎病。

⑶僅有影像學表現異常，而無頸椎病臨床症狀者，不應診斷頸椎病。

⑷診斷依據

①頸型：主訴頭、頸、肩疼痛等異常感覺，並伴有相應的壓痛點。X光片上頸椎顯示曲度改變或椎間關節不穩等表現。排除頸部其他疾患（落枕、肩周炎、風濕性肌纖維組織炎、神經衰弱及其他非椎間盤退行性變所致的肩頸部疼痛）。

②神經根型：具有較典型的根性症狀（麻木、疼痛），且範圍與頸脊神經所支配的區域相一致。壓頭試驗或臂叢牽拉試驗呈陽性。影像學所見與臨床表現相符合。痛點封閉無顯效（診斷明確者可不作此試驗）。排除頸椎外病變（胸廓出口綜合徵、網球肘、腕管綜合徵、肘管綜合徵、肩周炎、肱二頭肌腱鞘炎等）所致以上肢疼痛為主的疾患。

③脊髓型：臨床上出現頸脊強損害的表現。X光片上顯示椎體後緣骨質增生、椎管狹窄。影像學證實存在脊髓壓迫。排除肌萎縮性側索硬化症、脊髓腫瘤、脊髓損傷、繼發性黏連性蛛網膜炎、多發性末梢神經炎。

④椎動脈型：曾有猝倒發作，並伴有頸性眩暈。旋頸試驗陽性。X光片顯示節段性不穩定或樞椎關節骨質增生。多伴有交感症狀。排除眼源性、耳源性眩暈。排除椎動脈Ⅰ段（進入頸6橫突孔以前的椎動脈段）和椎動脈Ⅲ段（出頸椎進入顱內以前的椎動脈段）受壓所引起的基底動脈供血不全。

⑤交感神經型：臨床表現為頭暈、眼花、耳鳴、手麻、心動過速、心前區疼痛、四肢涼或手指發紅發熱，一側肢體多汗或少汗等一系列交感神經症狀，X光片有失穩或退變，椎動脈造影呈陰性。

【治療方法】

1.針刺療法

⑴取穴：主穴：夾脊C2～7（根據X光片及CT片所示病變位置進行取捨）；配穴：神經根型配風池、大椎、肩井、曲池、合谷；脊髓型酌加腎俞、腰陽關、委中、曲澤；椎動脈型配風池、印堂、曲泉、曲澤。

⑵操作方法：針刺頸夾脊穴時用28號1寸半毫針，針尖向脊柱方向與脊柱呈25～30°角進針，進針深度為0.5～1寸左右，手法為平補平瀉法，待有酸、脹、麻、沈得氣感後停止運針。可加接電針儀或施溫針灸，其餘配穴按常規針刺，留針30分鐘，隔日1次，10次為1療程。

2.穴位注射療法

⑴取穴：主穴：取相應病變頸椎夾脊穴，局部壓痛點；配穴：頭痛、頭暈者可配風池、太陽；有肩臂痠痛者加肩井，合併肩周炎者加肩中俞、肩貞、前臂；手指麻木者加曲池、外關。

⑵操作方法：讓患者取俯伏坐位，每次選1～2個穴位，皮膚常規消毒，選擇用5ml注射器，7號針頭吸入當歸注射液與維生素B12混合液，搖勻後，垂直或針尖向內側斜30度角刺入，緩慢推進或上下提插，待出現酸脹感，回抽無出血，再將藥物緩慢注入，一般每穴注入1ml。每日1次，10次為1療程。兩個療程間休息3～5天。

3.穴位埋線療法

⑴取穴：雙側夾脊C5、C7。

⑵操作方法：先令患者俯伏坐位，標定夾脊C5，用碘酊及酒精消毒後，用0.2%的利多卡因作穴位局部浸潤麻醉。然後剪取0～1號羊腸線3cm，用小鑷子將其穿入製作好的9號腰椎穿刺管中，再作垂直快速

進針，當針尖達皮下組織及斜方肌之間時，迅速調整針尖方向，以15°角向枕部透刺，當針尖達夾脊C3時，尋找強烈針感向頭部或肩臂部放射後，緩慢退針，邊退邊推針芯，回至夾脊C5後拔針，用乾棉球按壓針孔片刻，再作膠布固定，完後行夾脊C7及對側兩穴埋線，操作同上，埋1次即為1療程，一般15天左右行第2個療程。

【典型病例】

袁××，女，45歲，1999年3月就診。病史：1年來頸部及頸肩部陣發性劇痛，夜間加重，經常夜間痛醒，頸部不能後伸，左手指麻，有觸電樣感覺，尤以拇指、食指較重。採用藥物及封閉治療效果不佳。查體：左側頸部僵硬，頸部活動時疼痛加重，第4～7頸椎明顯，壓頂試驗呈陽性，臂叢神經牽拉試驗呈陽性，X光片顯示：頸4～7椎體後緣骨質增生。診斷：神經根型頸椎病。取夾脊C4～7針刺治療後，症狀明顯減輕。共治療5次症狀體徵消失。X光片復查：頸椎骨質增生無明顯改變。隨訪3個月後無復發。

劉××，女，45歲。因頭暈28小時，於1998年5月20日住院，入院時症見：頭暈，噁心欲嘔，轉頸時尤甚，雙上肢麻木，持物乏力，納差，二便調，舌淡、苔薄白，脈細緩。查體：BP18/11kPa，神清，精神疲倦，語言清晰，仰臥於床，不能坐立，五官端正，頸軟，C4～6棘突旁有壓痛，旋頸試驗呈陽性，雙手握力減退，肱二頭肌腱反射(+)，雙下肢肌力、肌張力正常，病理徵(−)。頸椎X光片顯示C4～6骨質增生，椎間隙及椎間孔狹窄。CT掃描見：C4～6椎間盤突出。經顱多普勒超聲檢查意見：椎一基動脈供血不足。診斷：頸椎病（椎動脈型）。中醫辨證：氣血虧虛。治法：補益氣血。針刺選穴：夾脊C4（雙）、夾脊C6（雙）、內關（雙）、足三里（雙）。針法：患者取坐位，常規消毒後，用30號1.5寸一次性針灸針，頸夾脊和內關穴直刺1寸，足三里直刺1.2寸，撚轉得氣後，連接C6805−1型電針治療儀，連續波，強度以病人能耐受為度，留針20分鐘，每日1次。針刺3次後，頭暈明顯減輕，繼針10次，諸症悉除，痊癒出院。

湯××，女，48歲，幹部，初診時間：1999年4月22日。主訴：頸背部疼痛1年。查體：頸椎曲度平直，頸5～6椎局部壓痛，放射至右上肢，雙上肢腱反射減弱，屈試驗呈陽性，壓頂試驗呈陽性。X光：頸3～6椎體側方密度增加，骨質增生。頸椎MRI顯示：頸5～6椎間盤向右後方突出，輕度壓迫脊髓，後縱韌帶鈣化，骨質增生。診斷：脊髓型頸椎病。經用夾脊穴配風池等穴針刺治療，施平補平瀉，治療8次後，症狀明顯改善。連續治療2個療程後頸痛消失，活動自如，上肢麻木消失，腱反射恢復。下肢有力，壓頂試驗呈陰性。隨訪3個月後未復發。

【現代治驗摘要】

王萍針灸夾脊穴治療頸椎病50例，經2療程治療，治癒（症狀和體徵完全消失為痊癒）22例；顯效（症狀和體徵基本消失或明顯減輕，陽性體徵減弱，勞累後仍有輕度不適）17例；有效（症狀和體徵部分消失或減輕）7例；無效（經治2個療程症狀體徵無明顯改善）3例。總有效率94%。（《針灸臨床雜誌》，2000，(11)：35）

于東歌採用頸夾脊穴位注射治療頸椎病72例，結果治癒（主要症狀消失，無功能障礙，恢復正常生理活動）23例，占32.0%；顯效（症狀及主要體徵部分消失，功能有較好改善）26例，占36.1%；好轉（症狀及主要體徵有所減輕，功能較原來有所改善）17例，占23.6%；無效（治療4個療程症狀及主要體徵無減輕，功能無改善）6例，占8.3%。總有效率為91.7%。（《針灸臨床雜誌》，1998，(3)：44）

【按語】

針灸頸夾脊是目前頸椎病治療的主要療法之一，尤其是對於神經根型頸椎病效果非常顯著，對於交感型和椎動脈型療效尚可，而對脊髓型療效不甚滿意。因此，脊髓型頸椎病可試行頸椎牽引，對運動障礙明顯，嚴重影響生活和工作者，經保守治療無效後，可考慮手術。另外，為鞏固療效，防止復發，患者要注意頭頸部的正確姿勢，每天堅持作前傾、後仰、左右旋轉1～2次，堅持10分鐘，經常自我按摩頸部，改善頸部的血液循環。保持良好的睡眠姿勢，最好採用質地柔軟的元寶型枕頭，枕頭的高度應以10cm左右為宜，以維持頸椎棘突向前的生理弧度。平時工作的體位，做到既不抬頭又不低頭的舒適姿勢。長時間工作時1小時要活動一下頭頸部，使頸韌帶肌肉得到適當休息。

第四節　強直性脊柱炎

【概述】

強直性脊柱炎是一種脊柱和骶髂關節的慢性疾病，以脊柱僵硬並逐漸變強直為特點，病變多自骶髂關節開始，逐漸向上發展至頸椎，四肢大關節也可同時累及。多數脊椎的韌帶、軟骨發生鈣化、骨化，相鄰的椎體間形成骨橋，最後脊柱發生強直。本病可分為早、中、晚三期，早期脊柱功能活動受限，X光顯示骶髂關節間隙模糊；中期脊柱活動受限，甚至部分強直，X光顯示骶髂關節鋸齒樣改變、部分韌帶鈣化、方椎、小關節骨質破壞、間隙模糊；晚期脊柱強直或駝背固定，X光顯示骶髂關節融合，脊柱呈竹節樣變。本病病因至今仍不十分清楚，目前認為與遺傳、自身免疫、感染、內分泌障礙等有關。

【診斷要點】

⑴本病多見於15～30歲的男性青年，多有家族遺傳史。

⑵病變在骶髂關節和腰椎發生時，患者感腰骶部痛，晨僵，或有坐骨神經痛或髖痛。病變發展至胸椎和肋椎關節時，可出現背痛或束帶樣痛。頸椎受累後，頸部疼痛和活動受限。最後整個脊柱發生強直，常合併嚴重的屈曲畸形。

⑶病程可長達數年或數十年。活動期以疼痛和發僵為主要表現，並伴有食慾減退、乏力、低熱、消瘦、貧血等症狀，病變部位完全強直後，疼痛消失，後遺嚴重脊柱強直畸形。

⑷X光檢查：骶髂關節的變化最早，呈雙側性，可見骨疏鬆，軟骨下骨質模糊，關節邊緣硬化，然後關節間隙變窄，軟骨下骨質呈鋸齒狀破壞。晚期關節發生骨性強直。脊柱X光片，早期可見骨疏鬆，小關節模糊；晚期有駝背畸形，小關節融合，關節囊及韌帶鈣化、骨化，脊椎間有骨橋形成，呈「竹節」樣變。

⑸實驗室檢查：貧血（有時血紅蛋白<80g/L），活動期可見血沈加快。ASO滴度不高。類風濕因數多為陰性。

【治療方法】

1.針刺療法

⑴取穴：雙側夾脊穴（根據病變所在相應部位夾脊穴）為主，督脈穴為輔。

⑵操作方法：穴位常規消毒後，選用3.5寸毫針，根據病人胖瘦體型的不同，選準穴位，直刺1.5～2寸深，以有放射感為佳，速刺不留針，出針後局部拔火罐，以拔出瘀血少許，或施隔薑灸，每日1次，1週後改為隔日1次，12次為1療程。

2.針挑療法

⑴取穴：華佗夾脊C4～S5、膀胱經穴（包括1、2線）、督脈、雙髖、骶部的阿是穴。

⑵操作方法：每次取2個穴位（左右對稱），先用2%的普魯卡因在相應穴位皮下注射皮丘，稍等片刻即可挑治。選用大號縫衣針，右手橫向持針，左手食指輕壓穴側以固定局部皮膚，把針尖放在挑點中心處，緩慢進針，當針尖穿過皮膚後，可放鬆左手食指的壓力，右手同時把針尖翹高一點，提高針體作左右搖擺動作，把挑起的表皮拉斷，

然後再將針尖伸進缺口皮下，挑出一些帶黏性的皮內纖維，挑一點撥出一條，反覆多次，直至把針口周圍的纖維挑完為止。在挑治過程中，一定要隨時旋轉針體讓纖維纏繞在針體上，纖維隨針擺動而拉長，拉出一定長度後，又隨之把纖維旋纏在針體上，邊擺邊旋轉，直至把纖維拉出為止。搖擺時，感到右手指下抵抗力明顯減弱時，切勿大力提拉，以免纖維中斷。如果中斷，可用針重新挑撥，直至不能挑出皮內纖維為止。如纖維過長，纏滿針尖，不利操作，也可用小剪刀剪掉。在整個操作過程中，針體與皮膚要保持平行狀態。術後正確的針挑口呈上窄下闊，針口周圍隆起一條基邊，呈井欄狀，上口約0.2～0.3cm，每次針挑的時間約需15～30分鐘。每天針挑1次，15天為1療程，休息3天，繼續下一個療程。

【典型病例】

張××，女，46歲，初診時間：1994年10月5日。主訴：脊柱疼痛、僵硬，加重半年。患者於4年前始感腰骶疼痛，時有好轉，經中西醫治療未癒，後漸感腰胸背部疼痛僵硬，活動受限。近半年頸部也伴疼痛、僵硬，臥時不能翻身，不能久坐，尤以夜間疼痛較重。經檢查：頸部前曲15°，後仰10°，左右側曲各15°，左旋20°，右旋20°。腰部前曲20°，後伸10°，左右側曲各10°，左旋10°，右旋10°，腰椎後凸，脊椎後凸明顯，血沈63mm/h。X光片示：骶髂關節面呈鋸齒狀，脊椎呈「竹竿」樣。採用針刺療法治療1療程後，脊柱疼痛消失，稍有僵硬感，繼續治療1療程，脊柱僵硬感消失，頸部活動前曲20°，後仰25°，左右側曲各30°，左旋50°，右旋50°，腰部活動前曲60°，後伸20°，左右側曲20°，左旋20°，右旋20°，血沈32mm/h，隨訪1年病情穩定。

李××，男性，25歲。初診日期：1990年10月23日。主訴：腰背及雙骶髂關節疼痛1年。胸背腰段略後凸畸形，上下樓梯困難，影響日常工作和生活。曾在多家醫院中西醫治療無效，前來求治針灸。查體：

雙骶髂關節叩擊痛(++)，4字試驗、骨盆擠壓試驗均為陽性。血沈：76 mm/h，類風濕因數(-)，X光片示：雙骶髂關節間隙模糊。舌質淡暗，邊有瘀點，苔白，脈細。西醫診斷為強直性脊柱炎。中醫診斷為骨痹，辨證為肝腎虧損、瘀阻筋骨。治療以補益肝腎，活血祛瘀通絡為治則。用針挑療法治療2個療程，腰背疼痛消失，上樓梯無困難，恢復正常生活和工作。復查血沈：18mm/h，X光片示病理變化無發展。隨訪2年，無復發。

【現代治驗摘要】

王偉採用深刺夾脊穴加拔罐治療強直性脊椎炎52例，結果臨床治癒（症狀體徵消失，活動度增強，能參加正常體力勞動，隨訪1年內無反覆）23例，占44.3%，其中26～40歲之間患者18例；顯效（症狀體徵基本消失，活動度好轉，能適當參加體力勞動，隨訪半年內無反覆）21例，占40.3%，其中26～40歲之間患者4例，10～25歲、40～60歲患者共17例；有效（症狀體徵有所改善，體力勞動仍受限）6例，占11.54%；無效（經治療症狀、體徵無明顯變化者）2例，占3.85%。（《中國針灸》，1997，(11)：691）

羅健採用針挑治療強直性脊柱炎21例，經治療2～4個療程，最少32天，最多70天，平均52.3天。其中6例早期患者顯著好轉（經治療後受累部疼痛消失，活動功能改善或恢復正常，血沈(ESR)恢復正常，X光顯示骨質病變有改善或無發展）5例，好轉（受累部疼痛減輕，活動範圍增大，ESR降低）1例；10例中期患者，顯著好轉3例，好轉7例；5例晚期患者，好轉3例，無效（經治療4個療程以上，受累部症狀無改善者）2例。總有效率達90.5%。（《中國針灸》，1995，(3)：13）

【按語】

本病應爭取早期治療，以有效控制病情，如不及時治療往往因椎關節變形而致殘，在治療的基礎上，不容忽視日常良好姿式，加強功能鍛鍊，防止關節黏連，避免脊柱畸形。為鞏固療效，癒後應每月治療1次，堅持鞏固治療半年，以減少復發。

第五節　急性腰扭傷

【概述】

急性腰扭傷，又稱「閃腰岔氣」，多由搬東西時姿勢不正確或負荷過重，使腰部過度後伸、前屈、扭轉，超過了正常生理活動範圍，引起腰部的肌肉、筋膜、韌帶不同程度的損傷所致。臨床上凡肋骨以下，骶髂骨以上肌肉、韌帶閃挫扭傷，均屬急性腰扭傷的範疇。腰部扭傷，可分為急性扭傷（重症）和一般扭傷（輕症）二種類型。急性扭傷者，腰部不能挺直，勉強直立，兩膝屈曲，行動困難，腰痛劇烈似折斷感，尤其是在咳嗽時或被別人觸碰時即發生痙攣疼痛，身體每強迫固定於一定的位置上，轉側活動困難。一般扭傷，症狀大致與急性扭傷相同，只是所受外力和損傷較輕，症狀也較急性扭傷和緩，俯仰活動有不同程度受限。

【診斷要點】

⑴有明顯扭傷史，多見於青壯年和體力勞動者。

⑵腰部一側或兩側劇烈疼痛，活動受限，不能翻身、坐立和行走，常保持一定強迫姿勢以減少疼痛。

⑶腰肌和臀肌痙攣，或可觸及條索狀硬物，損傷部位有明顯壓痛點，脊柱生理弧度改變。

【治療方法】

1.電針療法

⑴取穴：患側痛點水平線之夾脊穴的上三穴下三穴。

⑵操作方法：將3寸不銹鋼毫針與皮膚呈45°角斜向脊柱刺入，行

平補平瀉手法，得氣後，接G-6805電針儀，選用連續波，刺激強度以患者能忍受為度，每次30分鐘，每日1次，5次為1療程。

2.巨針療法

⑴取穴：夾脊L1～4。

⑵操作方法：患者俯立於治療床邊，患側腿略伸直，以使患側腰部抬高。選用直徑1mm的3寸巨針（單側腰痛選用1根，雙側2根），採用平刺，先於L1棘突下旁開0.5寸處透皮，雙手配合，提捏起皮膚，針身平刺進入皮下，刺入約3～4cm，而後刺L2、L3，直到刺至L4棘突下旁開0.5寸處，留針15～20分鐘。留針期間，鼓勵患者走動，活動腰部，以加強針感。每日或隔日1次，5次為1療程。

3.穴位注射

⑴取穴：患者取伏臥位，醫者沿脊柱兩側旁開1寸（中指同身寸）按壓，尋找明顯壓痛點，若壓痛點有數個，再按壓痛程度比較，以最痛點為夾脊阿是穴。

⑵操作方法：用5ml注射器，抽取2%普魯卡因（先作皮試為陰性）1ml和複方丹參液1ml混合。常規消毒「阿是穴」周圍皮膚，用6號針頭快速穿過皮膚，如觸及脊椎橫突，可作上、下、左、右提插，沿空隙進針，使產生觸電樣酸麻，直達足跟，抽吸無回血，即可注入，每穴注入1ml。隔日1次，5次為1療程。

【典型病例】

鄭××，男，56歲，幹部。初診時間：1991年8月9日。自述3日前不慎扭傷腰部，當即不能站立，後行四肢遠端取穴針刺及封閉治療未果。症見病員痛苦面容，俯臥在床不能轉側，不能抬腿，腰4、5椎左側痛不可及。遂取夾脊穴行電針治療，30分鐘後起針，病員頓感身輕，可翻身起床、行走，霍然而癒。

張××，男，38歲。1993年4月2日初診。因搬重物，不慎扭傷腰部，疼痛明顯，不能站立，用擔架送來就診。疼痛以右下腰部為甚，咳嗽、大聲說話時疼痛加劇。X光攝片無骨折。用巨針沿右側腰部華佗夾脊L1～4，沿皮平刺，留針20分鐘後，能開始慢慢走動。連針3次，疼痛基本消失，5次後已正常上班工作。

孫××，男，21歲，訓練中不慎腰部扭傷2天，右側腰部疼痛明顯，不能轉側，後經服止痛片及針灸、拔火罐等方法治療，未見好轉。X光片未見異常。檢查：符合急性腰扭傷證候。治療用2%普魯卡因加複方丹參液封閉夾脊阿是穴，10分鐘後患者能下地活動，步行返回單位，隔日又封閉1次痊癒。

【現代治驗摘要】

毛軍採用電針夾脊穴治療急性腰扭傷36例，結果全部痊癒。(《陝西中醫函授》，1995，(4)：44)

翁玉珍採用巨針平刺華佗夾脊穴L1～4治療急性腰扭傷130例，經1個療程治療，結果痊癒（症狀消失，腰部活動自如）72例；好轉（疼痛明顯減輕，活動時仍隱隱作痛）55例；無效（疼痛依舊，活動困難）3例。總有效率為98%。(《江蘇中醫》，1994，(4)：30)

田增光用2%普魯卡因加複方丹參液封閉夾脊阿是穴治療急性腰扭傷48例，結果治癒（自覺疼痛消失，腰部活動自如）45例；有效（疼痛較治療前減輕，活動受限好轉）3例。(《江西中醫藥》，1994，(5)：22)

【按語】

急性腰扭傷是由用力不當引起腰部軟組織損傷，治療目的在於解除疼痛（壓痛點）和肌肉緊張。針刺或藥物封閉夾脊穴可明顯加速局部氣血運行，消腫止痛作用明顯，使得損傷部位氣血榮、脈絡通、筋脈濡而靈活自如。從現代醫學角度來看，夾脊穴的解剖位置相當於脊神經根的位置，而脊神經包括多種運動和感覺神經纖維。通過針刺和連續脈衝直流電，可達到刺激脊神經，提高痛閾值，避免誘發突觸後神經元產生動作電位，以減低神經系統的敏感性、興奮性，降低應激反應，達到舒緩肌肉、肌腱的目的，以利於滲出的吸收，組織的修復，病變的消除，使損傷部位儘快恢復，達到康復的目的。對於急性扭傷重症，可配合針刺人中、後溪兩穴，因人中為督脈穴，通於腰脊，而後溪為八脈交會穴之一，也通於督脈，且腰脊兩旁為足太陽經循行部位，手足太陽同氣相通，故配合人中與後溪治療腰部急性扭傷，往往效如桴鼓。當針刺這些腧穴時，局部肌肉的保護性痙攣解除，疼痛可以立即消失，活動自如，但此時撕裂傷仍然存在，還必須繼續治療以鞏固療效。治療期間囑咐病人臥硬板床休息。如痛尚未止，則應續治5天，以免後遺慢性腰肌勞損。

第六節　慢性腰肌勞損

【概述】

慢性腰肌勞損是指腰部肌肉及其附著點筋膜或骨膜的慢性損傷性炎症或積累性勞損引起的腰痛。為腰腿痛中最常見的疾病之一，多因長期下蹲彎腰工作，腰背部經常過度負重、疲勞，或工作時姿勢不正確，或並有腰部骨組織發育缺陷而致，亦有因腰部急性損傷治療不及時、治療不當，或反覆受傷後遺留慢性腰痛者。臨床以慢性、反覆發作性疼痛，休息後疼痛減輕為主要特徵。

【診斷要點】

⑴有長期腰痛史，反覆發作。

⑵一側或兩側腰骶部痠痛不適，時輕時重，纏綿不癒，勞累後加重，休息後減輕；壓痛範圍較廣泛，有的不能準確指明壓痛點。

⑶一側或兩側骶棘肌輕度壓痛，腰腿活動一般無明顯障礙。

⑷X光攝片檢查，除中老年人有腰椎椎體骨質增生外，無其他異常。

【治療方法】

1.針刺療法

⑴取穴：主穴：選取L1～S4椎體兩側有壓痛部位的夾脊穴；配穴：委中、陽陵泉、崑崙；若有寒濕加風府、腰陽關；腎虛加命門、太溪；瘀血阻絡加膈俞、次髎。

⑵操作方法：用1.5～2寸毫針稍偏向腰椎內側進針1～1.5寸，緩慢撚針使出現針感，以向下傳導為佳。然後連接電針儀，以疏密波為主，頻率15Hz，強度以患者能耐受為度，通電20分鐘，也可在針刺得氣後施行溫針灸。配穴施提插撚轉手法至針感出現，留針20分鐘。每日針刺1次，5次為1療程，每兩個療程間休息2日。

2.梅花針療法

⑴取穴：雙側夾脊L1～S4，阿是穴。

⑵操作方法：用梅花針輕度叩刺，以皮膚潮紅為度，然後配合局部拔罐或走罐，每日1次，10次為1療程。

【典型病例】

陳××，男，45歲，幹部。初診時間：1998年5月18日。2年前曾腰部扭傷，當時X光片示腰椎正側位未見異常，診斷為急性腰扭傷，治療後症狀緩解。但以後因工作久坐少動，疼痛仍反覆發作，近半年來尤甚，遇勞或天氣變化加重。腰部觸診：L2～4椎體兩側壓痛，右側為甚，並在該部位觸及圓形硬結。診斷為腰肌勞損（瘀血阻絡）。取L2、L3、L4椎體兩側夾脊穴3對，進針1.2寸，得氣後連接電針儀通電20分鐘；再取雙側膈俞、次髎及委中、陽陵泉、崑崙，針刺得氣後留針20分鐘，每日1次，5次為1療程，共治療4個療程，腰痛基本消失，活動自如，6個月後隨訪未見復發。

【現代治驗摘要】

來鴿飛電針夾脊L1～5治療腰肌勞損75例，結果痊癒（腰部疼痛消失，活動自如）25例；顯效（腰部疼痛顯著減輕，活動明顯改善）30例；有效（腰部疼痛及活動受限等較前好轉）15例；無效（症狀及體徵無改變）5例。總有效率93.3%。（《浙江中醫雜誌》，2001，(10)：454）

【按語】

腰骶部華佗夾脊穴位於腰骶椎棘突旁0.5寸，在橫突間的韌帶和肌肉中，每穴都有相應椎骨下方發出的背神經後支及其伴行的動脈和靜脈叢分佈，因此針刺或梅花針叩刺，可直接作用於病變部位的神經根，通過神經傳導，可改善神經根周圍的微循環，清除炎性介質，抑制傷害性資訊的傳導，緩解肌痙攣，減輕或消除局部炎症、水腫，起到活血鎮痛的作用，與常規取穴治療相比較，療效為好。另外，本病平時宜注意調護，出現症狀後，適當臥硬板床休息，平時可佩戴腰圍保護固定，盡可能避免彎腰動作，以利軟組織修復；注意正確的坐、立、行姿勢，避免在單一體位下長時間工作，糾正不良的工作習慣和體位，如抬高重物時應先下蹲後立起、重物重心儘量靠近軀幹、坐姿要直等；加強鍛鍊，增強腰背肌耐受力，特別應做常見不良姿勢的對抗動作，如伸腰，以增強腰部穩定性。

本病臨床診斷時，應注意對疼痛部位的檢查。一般將腰肌、腰骶部韌帶、腰臀部筋膜、腰背部筋膜以及棘上韌帶、棘間韌帶勞損統稱為腰肌勞損，此為廣義的腰部勞損，在檢查時，應按部位的不同，診為某處勞損，才能進行針對性治療。

第七節　腰椎管狹窄症

【概述】

腰椎管狹窄症是腰椎管、神經根管或椎間孔狹窄所致馬尾和神經根的壓迫綜合症，主要表現為間歇性跛行或腰痛及下肢放射性痛，在休息或彎腰後緩解或消失，站立、腰部後伸或步行後則加重，嚴重者可出現大小便障礙和性功能異常。狹窄可發生於一個或幾個腰椎，按受累的部位，可分為中央椎管狹窄、側隱窩和神經根管狹窄、混合性狹窄。按病因可分為發育性及繼發性兩種，發育性椎管狹窄，椎管前後徑的狹窄比橫徑明顯，椎弓根縮短，狹窄累及節段較多；繼發性椎管狹窄常由脊椎退行性改變、手術、外傷、脊柱滑脫引起，其中脊椎退行性改變是引起椎管狹窄最常見的原因，狹窄程度大致與脊椎關節退行性改變的程度呈正比，多呈對稱性，以腰4～5平面最常見。本病不包括單純椎間盤突出、感染或新生物所致的椎管內占位病變所引起的狹窄。椎間盤突出，如果與其他類型的狹窄同時存在，則也被視為病變的組成部分。

【診斷要點】

⑴多見於中年以上的男性，有腰痛和下肢放射性疼痛，步行後加重，休息後緩解，特別是間歇性跛行是其臨床重要特徵。

⑵脊柱畸形和活動受限較少，直腿抬高試驗及加強試驗一般為陰性，彎腰試驗呈陽性，凡是腰前屈姿勢均可使症狀緩解或消失，而腰後伸時症狀加重；神經系統檢查一般為陰性，只有在步行後立即檢查可發現神經功能改變。

⑶常規腰椎X光平片可以排除腰椎腫瘤、炎症及結核，而對腰椎管狹窄僅有參考及提示價值；脊髓造影對診斷中央型腰椎管狹窄價值較

大，同時可以排除腰部椎內腫瘤。

⑷CT掃描和MRI檢查有助於本病確診。CT掃描可清楚地顯示椎管前後徑和橫徑的大小，一般腰椎前後徑小於10mm即可診斷為腰椎管狹窄；MRI可清楚地顯示狹窄的部位、範圍、狹窄的嚴重程度，已經成為評價腰椎管狹窄的重要方法之一。

【治療方法】

1.針刺療法

⑴取穴：主穴：病變腰椎夾脊穴；配穴：環跳、陽陵泉、承山、懸鍾；大小便障礙加夾脊S2、膀胱俞。

⑵操作方法：穴位常規消毒後，選用28號2～2.5寸毫針，夾脊穴針尖朝向脊柱方向，與皮膚呈80度左右的角度刺入1.5～2寸，得氣後接電針儀，採用疏密波，強度以患者能耐受為度，或用溫針灸，其餘穴位按常規針灸，隔日1次，10次為1療程。

2.穴位注射療法

⑴取穴：病變腰椎夾脊穴。

⑵操作方法：選用當歸注射液或丹參注射液，按穴位注射療法常規操作，每穴注射1ml，隔日1次，10次為1療程。

【典型病例】

羅××，男，53歲，業務員，腰肌勞損7年，加劇伴間歇性跛行1月，患者行走數百公尺即出現右小腿疼痛、發脹無力、足背外側有麻木感。坐下或臥床數分鐘後，症狀明顯減輕或消失。於1999年3月來門診就診。當時查體：腰生理弧度變直，雙側腰肌僵硬，腰部無明顯壓痛點，直腿抬高試驗呈陰性，腰部背伸受限。舌質暗，苔白膩，脈弦細。CT示：腰椎4、5椎體後緣增生，小關節骨質增生，診為腰椎管狹窄症。採用電針L3～5夾脊穴，配合溫經活血化瘀中藥熱敷，治療5次後，症狀減輕，行走距離增至1公里左右，經2個月後治療，症狀基本消失，偶感右小腿外側不適。

【現代治驗摘要】

筆者取病變腰椎夾脊穴為主交替使用電針和溫針治療腰椎管狹窄症28例，經1～3個月治療後，顯效（臨床症狀及體徵完全消失，恢復正常勞動）9例，占32.14%；良好（臨床症狀及體徵完全消失，未恢復正常勞動）6例，占21.42%；有效（臨床症狀及體徵部分改善，每於天氣變化或勞累後症狀有反覆）11例，占39.28%；無效（臨床症狀及體徵無明顯改善）2例，占7.1%。總有效率達92.8%。

【按語】

近年來由於CT和MRI檢查在臨床上廣泛應用，對椎管內形態結構變化能全面正確地顯示。高齡嚴重的腰腿痛患者，不少是椎間盤突出合併有不同程度與不同類型腰椎管狹窄，少數係單獨由腰椎管狹窄引起。由於腰椎間盤突出和腰椎管狹窄，均在腰椎退變性基礎上發生，腰椎間盤突出後又進一步促使退變過程加速，因此腰椎間盤突出與腰椎管在臨床常相互伴隨，在檢查和治療中應引起注意不應忽略。針刺腰夾脊穴對本病疼痛症狀的緩解有一定療效，如配合局部中藥熱敷、推拿按摩，可提高療效。如經保守治療無效，症狀嚴重者可考慮手術。

另外，患者要注意睡床的軟硬度適中，可緩解腰肌痙攣；避免腰部受到風、寒侵襲，避免腰部長時間處於一種姿勢，肌力不平衡，造成腰肌的勞損；正確用腰，搬抬重物時應先下蹲，用腰時間過長時應改變腰的姿勢；堅持腰的保健運動，經常進行腰椎各方向的活動，使腰椎始終保持生理應力狀態，加強腹肌練習，腹肌加強後能自然地控制腰椎於屈曲位元，有助於增加椎管內容積，減輕神經壓迫，促進靜脈回流。

第八節　腰椎後關節紊亂症

【概述】

腰椎後關節紊亂症，又名「腰椎後關節半脫位」、「腰椎骨錯縫」。是因為腰椎後關節的解剖位置改變，以至脊柱機能失常，由此而引起的無菌性炎症。

正常情況下，脊柱保持內外平衡，能作多功能活動。發生退變之後，穩定性降低，尤其是在沒有精神準備的情況下，突然發生脊柱活動，如踩空、滑倒、閃扭，或者僅由於一些不隨意動作如彎腰、轉身、起立等，即可發生腰椎後關節錯縫，產生突然腰痛，並可發生骶尾、臀部的牽涉痛。一般認為，在脊柱過度前屈時，後關節的上下關節突相對位置移動最大，下關節突可滑至上關節突的上方，此時如受力不均勻，最易發生後關節錯縫或半脫位。本病從病理上可分為後關節單純性半脫位、滑膜嵌頓性半脫位、後關節炎三類。單純性半脫位，適當活動後，能不同程度地改變那種挺直不能彎曲、彎曲不能直立的強迫體位；滑膜嵌頓性半脫位，動則痛如錐刺，症狀明顯加重，臨床檢查，肌肉症狀不明顯，可觸及腰椎棘突稍偏歪，痛點多局限於腰椎，關節處壓痛更為明顯；後關節炎，起病緩慢，棘突旁壓痛輕微，活動一般正常，也可觸及腰椎棘突偏斜。

【診斷要點】

⑴起病較突然，由於小關節病變刺激周圍神經，引起雙側腰痛，並可發生骶尾、臀部的牽涉痛。

⑵疼痛的特點為晨起翻身時較重，脊柱僵硬，活動不利。

【治療方法】

⑴取穴：夾脊穴（病變節段及上下各一脊椎棘突下各旁開0.5寸）。

⑵操作方法：先常規消毒夾脊穴，用28號1.5～2寸毫針針刺夾脊穴，針尖向脊柱方向，距正中線15～30度進針，刺入1～2寸，以有麻脹觸電感為佳，得氣後，接脈衝電療儀，將導線連於左右兩側夾脊穴的上下一對穴位上，兩側正負極交叉使用，如左側上面為正極，下面為負極，則右側上面為負極，下面為正極，選用疏波，輸出電壓6V，電流量從小到大，以局部肌肉出現節律性跳動，患者能忍受舒適為度。留針20～30分鐘。每日電針1次，10次為1療程。一般休息1日後繼續第2個療程。

【典型病例】

瞿××，男，25歲，志願兵，自述外傷後腰痛半年餘，自認為腰肌勞損未予充分治療。治療前1個月，腰痛加重，腰部壓痛明顯，活動受限，伴左一下肢麻木，腰椎X光示：L3～4、L4～5關節突關節錯位，棘突偏歪，診斷為腰椎後關節紊亂症，選用電針雙側夾脊L2、L3、L4、L5、S1治療，3次症狀明顯減輕，治療2個療程後諸症消失，隨訪1年未復發。

【現代治驗摘要】

肖蕾採用電針夾脊穴治療腰椎後關節紊亂症286例，治療2個療程後，痊癒（症狀全部消失，恢復正常工作）156例；顯效（症狀基本消失，工作勞累時仍感不適，但不影響工作）85例；好轉（臨床症狀有所改善，但仍不能從事重體力勞動）36例；無效（治療前後無任何變化）9例。總有效率96.85%。（《天津中醫》，2001，(1)：27）

【按語】

夾脊穴皮下有肌肉和橫突間韌帶，每穴下都有相應椎骨下方發出的脊神經後支及其伴行的動靜脈叢分佈，針刺夾脊穴通過脊神經和交感神經的體液調節作用，促進機體功能的改善，使交感神經釋放緩激肽、5-羥色胺、乙醯膽鹼等化學介質，從而疏導經氣，減輕疼痛，再以電針刺激，進一步改善病變部位血液循環，提高新陳代謝。

治療時，每對導線左右連接，同時以每組導線的正負極交換位置為好，因為每組導線上下連接，如果不交換位置，正負極相對應，兩側分別為兩組導線，起跳時不同步，牽拉的力量不等大，又因為一般負極跳動力量大，負極同在一側，兩側的牽拉力量也不等大，療效差，這樣對脊柱後關節紊亂的關節重定不利。同時導線不能橫向連接，電流量須適宜，且操作者不應離開患者，以防發生意外。

第九節　第三腰椎橫突綜合徵

【概述】

第3腰椎橫突綜合徵，又稱腰橫突綜合徵、腰1～3神經後外側支卡壓綜合徵，臨床以腰痛，或伴臀部、大腿痛，腰3橫突區有明顯壓痛為主要表現。該病的發生與第3腰椎的解剖生理特點有關，正常腰椎呈生理性前凸，第3腰椎在前凸的頂點，成為腰椎前曲後伸、左右旋轉時的活動樞紐，兩側橫突所受牽引應力最大。此外，由於第3腰椎橫突最長，所受槓杆作用最大，在其上附著的韌帶、肌肉、筋膜、腱膜承受的拉力也最大，較易受到損傷。在負重和體力勞動時，如附著在橫突末端的肌肉、筋膜發生突然異常的牽拉或收縮，第3腰椎橫突最易損傷，損傷可致橫突肌肉附著處撕裂、出血、血腫，繼而導致肌緊張和肌痙攣，刺激或壓迫脊神經後支的外側支，出現橫突部及臀部、股部疼痛。

【診斷要點】

⑴有突然彎腰扭傷、長期慢性勞損或腰部受涼史，多見於從事體力勞動的青壯年，一側或兩側腰部疼痛，嚴重者可向大腿後外側放射，但多不超過膝關節平面，且腹壓的增加不引起疼痛加重。

⑵患者不能久坐久站，勞累後疼痛加重，休息後減輕。

⑶第3腰椎橫突尖端有明顯壓痛，肌緊張或肌痙攣，可觸及結節狀或條索狀物。

⑷X光片示第3腰椎橫突過長或左右不對稱，血沈、抗「O」、類風濕因數檢查均正常。

【治療方法】

⑴取穴：主穴：患側夾脊L1～L4；配穴：患側第3腰椎橫突尖部壓痛點。

⑵操作方法：患者取側臥位，頭下墊枕，兩手抱膝，頭向胸部前曲，大腿貼著腹壁，此時脊柱彎曲呈弧形，腰椎達到最大的屈曲率，棘突間隙的寬度增大，取患側L2～4華佗夾脊穴，毫針直刺抵達椎板，食指向前拇指向後緩慢撚轉至滯針狀，使針感向腰3橫突方向傳導，然後留針。L3橫突壓痛點以60度角斜刺，直至抵達橫突尖部，行提插撚轉相結合的瀉法1分鐘，連接G-6805電針儀，刺激頻率為100Hz，刺激強度為15mA，刺激時間為30分鐘。每日針刺1次，10次為1療程，療程間休息3天。

【典型病例】

左××，男，30歲，商人，初診時間：1996年3月25日。因左側腰部疼痛，彎腰時加重4個月就診。患者發病前打保齡球時不慎扭傷腰部，經治未癒，繼而腰痛時輕時重，遷延至今。體檢所見：左側第3腰椎橫突部可觸及一條索狀硬結，並伴有橫突尖端觸痛。腰椎X光平片示：左側第3腰椎橫突過長，餘陰性。根據病史及檢查結果診斷為第3腰椎橫突綜合徵。治療：針刺左側華佗夾脊L1～4及第3腰椎橫突尖部上下各0.5cm處的阿是穴，並將電針儀的兩組輸出端分別連於兩夾脊穴和兩阿是穴，予以100Hz、15mA電流刺激，每次30分鐘，每日治療1次。經6次治療，其腰部疼痛及硬結壓痛消失，活動自如。追訪1年，腰痛無復發。

【現代治驗摘要】

郗海銘等電針華佗夾脊L1～4治療第3腰椎橫突綜合徵76例，經2療程治療後，治癒（腰痛消失，功能恢復）55例，占72.4%；好轉（腰痛減輕，活動功能基本恢復，勞累後仍覺疼痛不適）18例，占23.7%；無效（腰痛無明顯減輕，活動受限）3例，占3.9%。(《中國針灸》，2000，(5)：279)

王升旭電針L1～2夾脊穴治療第3腰椎橫突綜合徵32例，結果治癒（臨床症狀和體徵完全消失，功能活動恢復正常）21例，占65.6%；顯效（臨床症狀基本消失，功能活動恢復正常，第3腰椎橫突仍有不同程度壓痛）4例，占12.5%；有效（臨床症狀減輕，功能活動進步，體徵仍存在）6例，占18.8%；無效（臨床症狀及功能活動無明顯改善，體徵無明顯變化）1例。總有效率96.9%。(《中國針灸》，1999，(11)：654)

【按語】

臨床觀察發現，腰神經後支主幹受機械性刺激是臨床非特異性腰痛的最常見原因，經低溫冷凍脊神經後支後，腰痛緩解。臀上皮神經自L1、L2、L3椎間孔發出，穿出橫突間韌帶骨纖維間孔之後，走行於腰椎1、2、3橫突的背面，並緊貼骨膜，經過橫突間溝，穿過起始於橫突的肌肉至其背側，在經過第3腰椎橫突根部時最易受損。在腰部5對脊神經後支中，L2所受拉力最大，特別是它經過第3腰椎橫突根部時最易受損，因此臨床上多數非特異性腰痛患者在第3腰椎橫突有壓痛。據此，L1、L2脊神經後支的外側支均行經第3腰椎橫突，其主幹受刺激後可引起L3橫突部的疼痛，因此電針L1、L2夾脊穴為主，治療L3橫突綜合徵，針感可向疼痛部位放散，氣至病所，取得較好療效。臨床觀察，部分病例單針夾脊穴治療第3腰椎橫突綜合徵也取得良好療效，特別是鎮痛效果出現快，表明脊神經後支主幹受刺激確實在非特異性腰痛中起到一定作用，但不能以偏概全，大部分患者第3腰椎橫突局部均有明顯病變，因此配伍局部阿是穴，以加強治療效果。

現代針灸書籍記載，腰部華佗夾脊穴的取穴體位為俯伏位或俯臥位。由於腰椎生理前凸、腰椎棘突形狀的生理差異，以及個體的胖瘦不同，在上述體位時，醫者爪切時指下難以明辨棘突間隙的位置和寬度，即使從棘突側方觸壓也不能獲得根本性幫助。這給選取華佗夾脊穴帶來了困難。如採取腰椎過屈位，即腰穿體位，可以借助過屈位時增大的棘突間隙來準確定取夾脊穴，從而克服了上述困難。治療過程中，可配合中藥熱敷，囑患者睡臥硬板床，如保守療法無效，嚴重者可手術鬆解軟組織的卡壓。

第十節　腰椎間盤突出症

【概述】

腰椎間盤突出症，亦稱髓核突出（或脫出），或腰椎間盤纖維環破裂症，是臨床上較為常見的腰部疾患之一。主要是因為腰椎間盤各部分（髓核、纖維環及軟骨板），尤其是髓核，有不同程度的退行性改變後，在外界因素的作用下，椎間盤的纖維環破裂，髓核組織從破裂之處突出（或脫出）於後方或椎管內，導致相鄰的組織，如脊神經根、脊髓等遭受刺激或壓迫，從而產生腰部疼痛，一側下肢或雙下肢麻木、疼痛等一系列臨床症狀。常見於20～50歲青壯年，男多於女，多發於腰部腰4、5之間和腰5骶1之間，腰3、4之間較少見。

腰椎間盤突出症脫出的髓核一般以向椎管方向（即向後方）脫出較多，而向椎體方向（即向上或向下）脫出較為少見。脫出的髓核止於後縱韌帶前方稱為「突出」，而穿過後縱韌帶進入椎管內的，稱為「脫出」。根據髓核突出的方向可分為：①單側型，下腰痛伴一側下肢放射痛，脊柱側凸，腰生理前凸減小或消失，病變椎間盤患側椎旁壓痛，可沿坐骨神經向下肢放射，直腿抬高試驗呈陽性，CT檢查：椎間盤向椎管一側突出；②雙側型，下腰痛，伴雙側下肢放射痛，腰生理前凸減少或消失，病變椎間盤兩側椎旁均有壓痛，可沿坐骨神經向下肢放射，雙下肢直腿抬高試驗呈陽性，CT檢查：椎間盤向左右突出，並可見游離塊；③中央型，除出現腰腿痛症狀外，還可出現會陰部麻木和大小便功能障礙等馬尾神經壓迫症狀，CT檢查：椎間盤向正中方向突出。

【診斷要點】

1.病　史

⑴有彎腰提物或身體急劇旋轉病史及慢性勞損史。

⑵腰痛伴坐骨神經痛，可放射至足跟。

⑶一切使腦脊液壓力增高的動作，如咳嗽、噴嚏和排便等，都可加重腰痛和放射痛；活動時疼痛加劇，休息後減輕。

2.體格檢查

⑴髓核突出部位有局限性壓痛，並向患側下肢放射。

⑵直腿抬高試驗呈陽性。

⑶脊柱側凸，生理前凸消失。

⑷神經系統檢查：腰3～4突出（腰4神經根受壓）時，可有膝反射減退或消失，小腿內側感覺減退；腰4～5突出（腰5神經根受壓）時，小腿前外側足背感覺減退，趾背伸力減退；腰5骶1間突出（骶1神經根受壓）時，小腿外後及足外側感覺減退，第3、4、5趾肌力減退，跟腱反射減退或消失。

3.輔助檢查

⑴X光攝片檢查，可排除其他疾病。

⑵CT及MRI檢查可見突出的椎間盤壓迫硬膜囊、脊髓或神經根。

【治療方法】

1.針刺療法

⑴取穴：病變椎體及上下各1個椎體兩側的夾脊穴，如L4/5椎間盤突出，即取雙側夾脊L3～5。

⑵操作方法：穴位常規消毒，用30號2～2.5寸不銹鋼毫針直刺進針，深刺直至抵達椎板，拇指向後食指向前緩慢撚針直至滯針狀，以有針感向頸臂部放散為佳，如無針感傳導，可反方向行針1次，然後接G-6805電針儀，頻率15Hz，強度以患者能耐受為度，通電20分鐘。

2.穴位注射療法

⑴取穴：取病變部位的腰椎華佗夾脊穴，部分患者可根據臨床症狀配合八髎及部分夾脊穴。

⑵操作方法：每次取3～4穴，用鹽酸利多卡因0.1～0.2g，地塞米松5～10mg，維生素B1注射液100mg，混勻後，按穴位注射療法操作常規要求施針，針刺入回抽無血後，每穴緩慢注入藥液1～2ml，隔日1次，10次為1療程。

【典型病例】

秦××，男，57歲。初診時間：1991年9月21日。主訴：腰痛伴右下肢麻木1年，加劇2週。患者1年前有腰部扭傷史，繼而出現右下肢麻木，行走不便，咳嗽、噴嚏時疼痛麻木加劇。曾在外院用中西藥及推拿牽引治療，症狀未減。2週來腰痛伴有下肢麻木增劇，呈間歇性跛行。檢查：腰椎生理弧度縮小，向右側凸，腰4、5右旁壓痛，放射痛(+)，直腿抬高30度，拉氏徵(+)。右小腿外側及右足背第1、2趾蹼間皮膚感覺麻木，右伸拇肌力Ⅳ級，右跟腱反射遲鈍。腰椎正側位片：腰4、5椎間隙變窄、椎間孔變小。CT片：腰4、5椎間盤突出（偏右側）；診斷：腰4、5椎間盤突出症。取L3、L4、L5夾脊穴電針治療，經2次治療後，腰痛及右下肢放射麻木感明顯減輕，活動稍受限；治療5次後，腰椎側凸糾正，腰肌痙攣消失，直腿抬高>70度，腰4、5右旁無壓痛、無放射痛，症狀明顯改善。1個療程後，有小腿外側、蹈趾肌力均正常。

隨訪3年未復發。

【現代治驗摘要】

李生棣採用電針、穴注、埋線華佗夾脊穴治療腰椎間盤突出症360例中，結果效優（治療1～4次後臨床症狀消失，腰腿活動自如，能參加體力勞動，1年內未復發）160例，占44.4%；效良（臨床症狀明顯減輕，但勞累及走路多時仍有疼痛及不適，休息後上述症狀緩解）180例，占50.0%；效差（症狀和體徵與治療前無明顯差異）20例，5.6%。總有效率為94.4%。（《中國針灸》，2000，(9)：541）

霍國榮採用手針加穴位注射治療腰椎間盤突出症126例，結果臨床治癒（經治療後腰部困痛、下肢神經壓迫症狀完全消失，腱反射、下肢肌力、腰腿活動恢復正常，隨訪1年以上未復發者）91例，占72.2%；顯效（經治療後腰腿部症狀、腱反射、腰下肢活動均有顯著改善或臨床治癒後1年內又復發者）32例，占25.4%；無效（治療前後症狀無變化者）3例，占2.4%。（《中國針灸》，1997，(7)：439）

【按語】

患腰椎間盤突出症（腰突症）後應積極治療，臨床上治療可分為非手術療法和手術療法兩大類。大多數患者可通過非手術療法使症狀緩解，而針灸腰部華佗夾脊穴是非手術療法中的主要療法之一，見效快、痛苦少，臨床觀察發現病程越短，治療越及時，療效越好，療程越短。病程越長，療程越長，且癒後復發率越高。伴有椎間盤鈣化及黃韌帶嚴重肥厚等因素者療效較差。急性期患者治療應以臥床休息為主，並在腰部加一高3～5cm的小枕，下床活動時佩戴鋼板腰帶，限制腰部過屈過伸活動，以減少椎間盤所承受的壓力，有利於纖維環的修復。髓核突出或脫出較重、急性發作期症狀較為嚴重的患者，在臥床休息的同時可加用牽引治療。臨床上一般經半年以上的非手術治療症狀無明顯緩解者，可採用手術療法將突出的髓核組織摘除以解除對神經根的壓迫，使症狀消退。中央型椎間盤突出，應儘早手術。

另外，要重視脊柱的生物力學特點，設法減輕腰椎間盤的負荷，協調其與脊神經根、血管及硬膜囊的比鄰關係是鞏固遠期療效的關鍵。因此，在臨床症狀消失後，要求患者堅持做腰部功能鍛鍊，具體方法可概括為2個姿勢（坐如鍾、站如松），5個動作（前屈、後伸、側屈、順時針環行運動、逆時針環行運動）。通過上述運動，使脊柱周圍的相關韌帶和肌群得到充分鍛鍊，增強其整體應激、代償及修復能力，最終達到鞏固療效的目的。

第十一節　腰椎退行性變

【概述】

腰椎退行性變又稱增生性脊椎炎、腰椎肥大性脊椎炎、腰椎骨質增生症、腰椎骨關節炎、腰椎老年性脊椎炎。主要由於脊柱骨、關節退化及關節邊緣和軟骨下區有新骨形成引起，退行性變常發生在椎體、椎間盤和椎間關節等處，多見於中老年人。本病早期表現為腰部僵硬和痠痛（嚴重者腰肌僵硬強直，呈板狀），不能久坐，活動後可暫時減輕，勞累後又加重，逐漸腰部活動受限，椎體後緣增生刺激神經根可引起下肢放射性疼痛，一般疼痛不劇烈或麻木感，休息後減輕或消退。

【診斷要點】

⑴患者感到腰部僵硬、痠痛，不能久立、久坐、久臥，腰部適當活動後感到舒適，但活動量稍大，腰痛反而加重。晨起症狀較重，常因腰痛而影響睡眠。

⑵腰椎的生理前凸減小或消失，腰椎病變部位可有深部壓痛，如有放射痛，直腿抬高試驗可呈陽性。

⑶X光可見腰椎變直，椎間盤變窄，椎體邊緣增生；CT檢查可見

椎板的上下關節突肥大，椎體有增生，椎體突向後或向前，黃韌帶肥厚。

【治療方法】

1.針刺療法

⑴取穴：主穴：夾脊L2～5；配穴：伴骶部痛者加骶夾脊；伴臀及下肢外後側痛者加環跳、承扶、陽陵泉、崑崙、腰部壓痛點。

⑵操作方法：主穴用28號2寸不銹鋼針，垂直快速刺入1～1.5寸，配穴根據穴位深淺不同而選用不同長短的毫針，常規針刺。據病人情況每次選用2對主穴和1～2對配穴，針刺得氣後，接通G–6805電針治療儀，用連續波，頻率為2～4次／s，電流以患者能忍受為度，每次留針30分鐘，每日1次，12次為1療程。

2.穴位注射療法

⑴取穴：夾脊L2～5、委中。

⑵操作方法：每次取1～2個腰夾脊，將選好的穴位進行常規消毒後，用5ml無菌注射器抽取4ml當歸注射液和1ml維生素B12注射液，快速將針刺入穴位皮下組織，緩慢進針至「得氣」後，回抽無回血即可將藥物緩緩推入，每穴注射1ml，隔日1次，15次為1療程。

3.穴位埋線療法

⑴取穴：夾脊L2～5，不同患者取穴時以其增生椎體相應的夾脊為主，偏側腰痛或有坐骨神經受壓症狀者，取其病側大腸俞透向相應夾脊。

⑵操作方法：按穴位埋線常規操作。據患病椎體多少每次取3～7穴，20～30天埋線1次，3次為1療程。首次埋線宜取「0」號羊腸線，第2次宜用「1」號羊腸線，第3次取「2～3」號羊腸線為宜，一般經3次1療程治療後，患者可達臨床治癒，如仍有症狀存在，可每隔40天左右，再強化埋線1～3次。

【典型病例】

沈××，男，45歲，幹部。初診時間：1990年5月18日。主訴：右側腰腿痛4個月，活動時加重，並與天氣變化有關。查：腰椎右側壓痛(+)，沿坐骨神經幹走向壓痛(+)，腰椎X光報告：腰椎3～5椎體前後緣唇樣增生，椎間隙呈前寬後窄改變。取穴雙側腰3～5夾脊穴，配右側環跳、委中，針15次症狀明顯減輕，繼針10次後痊癒。

陳××，男，53歲，因腰部疼痛屢作半年，加重1週於1995年9月18日到針灸科治療。查：表情痛苦，腰部活動受限，腰肌緊張，第3、4腰椎旁壓痛明顯，雙下肢活動尚可。X光檢查結果示：腰椎肥大性改變。中醫診斷為骨痹。經用當歸注射液和維生素B12注射液注射腰夾脊穴，治療1個療程，症狀完全消失，活動自如。

【現代治驗摘要】

祁越等穴位埋線夾脊L2～5治療腰椎增生性脊柱炎115例，經1～2個療程治療後，痊癒（臨床症狀完全消失，能正常生活或工作，隨訪1年未復發者）88例，占76.5%；顯效（症狀減輕，偶有間繼性輕度不適，1年內無復發者）13例，占11.3%；進步（局部症狀有所改善，但活動後仍有反覆者）8例，占7%；無效（局部症狀無改善或未堅持治療，無法查明效果者）6例，占5%。總有效率99.8%。（《針灸臨床雜誌》，1996，(3)：36）

農澤寧採用當歸注射液和維生素B12注射液注射腰夾脊穴治療腰椎骨質增生症47例，經3療程治療，治癒（腰部疼痛消失，活動功能恢復正常）38例，占80.9%；好轉（腰部疼痛減輕，活動功能好轉）9例，占19.1%。總有效率100%。（《針灸臨床雜誌》，1998，(3)：43）

【按語】

選用腰夾脊穴治療本病，效果較好，往往能迅速緩解疼痛，無論是電針、穴注還是埋線，都可通過刺激，直接作用於腰部患處，調節肌張力，緩解血管痙攣，消除炎性水腫，減輕或解除對神經根等組織的刺激和壓迫，從而提高鎮痛效應。針刺的同時，如在患處加用活血化瘀、消腫止痛類中藥熱敷，則效果更佳。另外，患者平時要改正不良姿勢，睡硬板床，適當參加體育鍛鍊，有利於本病的治療。

第四章　外科與皮膚科疾病

第一節　乳腺炎

【概述】

乳腺炎，係因產婦在妊娠期沒有對乳頭做好準備工作，或因嬰兒在吸乳時對乳頭造成損傷，細菌通過乳頭上的小裂口，進入乳腺管及乳腺小葉，或經過淋巴侵入乳腺小葉的間隙組織，造成急性炎症反應。多發生於產後哺乳期，初產婦尤為多見。其致病菌以葡萄球菌或鏈球菌為主。乳腺炎可發生在乳房的任何部位，患側乳房疼痛、紅腫，局部變硬，有明顯觸痛，以後逐漸形成膿腫。病人有高燒、畏寒等症狀，最後穿破皮膚流膿，有時也流乳汁，因此創口經久不癒。

【診斷要點】

⑴多見於哺乳婦女，尤以初產婦多見。

⑵初起乳房內有疼痛性腫塊，皮膚不紅或微紅，排乳不暢，可有乳頭皸裂糜爛，化膿時乳房腫痛加重，腫塊變軟，有應指感。潰破或切開引流後，腫痛減輕。伴有惡寒發熱、頭痛、周身不適等症狀。

⑶患側腋下淋巴結腫大疼痛。

⑷白血球總數和中性粒細胞增高。

【治療方法】

⑴取穴：主穴：夾脊T2～6，如腫塊在乳頭上部，取夾脊T2～3；

腫塊在乳頭兩側，取夾脊T3～4；腫塊在乳頭下部，取夾脊T5～6；配穴：乳根、膻中。

⑵操作方法：尋找壓痛點，痛點處進針，2寸毫針施治，先瀉後補，行針得氣後，接通G–6805治療儀，選用連續波型，頻率120～180次／分，留針30分鐘，每日1次，6次為1療程。

【典型病例】

王××，26歲，幹部。就診時，左側乳房脹痛，體溫37.2℃，左側乳房上部皮膚紅、熱，可觸及直徑8cm大小腫塊，觸痛呈陽性，診為乳腺炎。患者述此病反覆多次發作，曾在外院用青黴素800萬靜脈點滴抗炎治療20天療效不佳，又配合硫酸鎂外用熱敷5天，好轉，症狀消失。此次發作治療效果不明顯，外院建議手術治療，患者考慮天熱害怕感染，故求治針灸。治療取華佗夾脊2～3胸椎間壓痛點配以乳根、膻中，得氣後接G–6805治療儀30分鐘，每日1次。同時服用中藥（全瓜蔞15g，桔梗10g，蒲公英20g，金銀花15g，陳皮15g，乳香10g，沒藥10g，白通草3g，炮山甲6g，甘草6g，日1劑，煎服）。經治療2天後，疼痛基本消失，皮膚出現皺紋，紅腫消退，治療觀察6天，腫塊硬結消散治癒，隨訪2年未再復發。

【現代治驗摘要】

吳曉林針刺夾脊穴配合中藥治療反覆發作頑固性乳腺炎62例，經治療1療程後，痊癒（症狀全部消失）43例，占69.3%；顯效（症狀明顯減輕，疼痛消失）19例，占30.6%；無效（症狀無改變）0例。（《針灸臨床雜誌》，1998，(6)：30）

【按語】

急性乳腺炎一經發現應早期治療，儘量在化膿前控制炎症的發展，本病早期不宜熱敷，可行冷敷，乳頭破裂時應塗抹消炎藥膏或甘油保護破裂處或用小劑量紫外線照射促進癒合。另外孕婦在分娩前2個月即應經常用肥皂水或清潔溫水擦洗乳頭，使乳頭皮膚柔韌化。乳頭內陷短小者應設法拔出。哺乳期的產婦，經常對乳頭清洗，保持餵養的衛生；乳頭有膿性乳汁分泌時，應停止該側乳房對嬰兒的哺乳，用吸奶器吸出乳汁，或由乳房周圍向乳頭方向按摩，使乳汁排出，或用中西藥物回奶，切勿將有細菌污染或含有膿液的乳汁哺餵嬰兒。

第二節　淋巴結核

【概述】

淋巴結核，俗稱「瘰癧」，是一種常見的結核病，多見淺表淋巴結腫大，好發部位多在頸項部及耳之前後，也有發生在腋下、鎖骨上、腹股溝等部位。其表現主要為頸部大小不等的疙瘩，有酸、脹、痛感覺，部分患者與精神因素有關，易發脾氣、煩躁，有的甚至後背、臂有酸、脹、麻感覺，嚴重者淋巴結GAE成串珠狀或黏連成塊，活動受限，甚至有的淋巴結破潰，遷延不癒。

【診斷要點】

⑴局部症狀初起結核如指頭大，1枚或數枚，皮色不變，按之堅實，推之能動，不熱不痛。以後結塊增大，數枚融合成塊，皮核黏連，推之不動，漸感疼痛。如皮色轉紅，按之微熱及有波動感者為內膿已成。破潰膿水清稀，夾有敗絮樣物，瘡口呈潛行性，四周紫暗，往往此癒彼潰，形成竇道。

⑵全身症狀可有輕微發熱，胃納不佳，病久可有潮熱骨蒸、咳嗽盜汗或面色少華、精神倦怠、頭暈、失眠、經閉；或腹脹、便溏、形瘦、納呆。

【治療方法】

1.挑治療法

⑴取穴：夾脊T3～6（單側發病取健側，兩側同時發病取雙側)。

⑵準備碘酊，酒精棉棒，無菌紗布及無菌乾棉球，消毒挑治針。

⑶操作方法：患者反坐在靠背椅上，雙手平放於椅背上，第1次選夾脊T6，充分暴露該穴的施術部位，常規消毒穴位及醫者雙手，用挑治針先挑破表皮，然後挑斷皮下肌纖維，每次挑4～6根即可。術畢，用無菌乾棉球按壓傷口，無菌紗布敷蓋，膠布固定。每月挑1次，3個月為1療程。第2次挑治第5胸椎，操作方法同上，依此類推。

【典型病例】

劉××，女，36歲，會計。初診時間：1988年3月10日。患者3年前右腋下無明顯誘因長一約2×3cm大的腫塊。經手術後切口久不癒合，周圍還有大小不等的結節，切口外溢膿性分泌物。後又在多家醫院以腋下淋巴結核治療，效果不佳。刻診：查右腋下有一4×1cm大的長形瘻管，較深，周圍皮膚呈紫暗色，外溢膿性分泌物。取分泌物塗片檢查，查到抗酸桿菌。血常規及肝功能正常。予以挑治夾脊穴，傷口外用雲南白藥治療。1個月後大部分傷口癒合，周圍結節消失，皮膚色澤紅潤，僅有0.5×1cm大的瘻管未癒。繼續挑治夾脊穴及外用雲南白藥。3個療程後傷口癒合，右腋下淋巴結節消失，局部無疼痛不適。隨訪於今未復發。

【現代治驗摘要】

王登亮採用挑治華佗夾脊穴治療淋巴結核102例，結果臨床治癒（臨床症狀消失或基本消失）79例，占77.5%；顯效（症狀明顯減輕，但勞累及憂思過度或肝氣不舒時又有輕度復發）13例，占13%；好轉（臨床症狀減輕，但仍感局部不適）6例，占6%；無效（症狀無變化）4例，占3.5%；總有效率為96.5%。(《江蘇中醫》，1995，(8)：32)

【按語】

淋巴結核，屬「瘰癧」範疇。其發病原因目前尚不清楚，現代醫學研究認為可能與孕激素及雌激素比例失去平衡有關。中醫認為，一是肝氣鬱結，久而化火內燔，煉液為痰，痰火上升凝而為核；一是肺腎陰虧，水虧火旺，灼津為痰，痰火凝結而成。《素問・繆刺論》說：邪客於經，左盛則右病，右盛則左病，亦有移易者，左痛未已而右脈先病，如此者，必巨刺之。用挑治法治療，取「菀陳則除之」之意。肝氣鬱結，肺腎陰虧引起的淋巴結核，挑治夾脊穴使其經脈出血以祛瘀瀉熱，從而起到疏通經絡，舒肝解鬱，行氣散結，滋養肺腎的作用，故而取得較好的治療效果。

第三節　膽囊炎

【概述】

膽囊炎是由於膽道系統受到細菌感染、化學因數侵襲和梗阻等因素的刺激而發生的膽囊炎性病變，為臨床常見病，以中老年人多見。臨床上可分為急性膽囊炎和慢性膽囊炎兩類，急性膽囊炎是膽囊的急性炎症，臨床上有明顯的症狀和體徵，如右上腹劇痛或絞痛、噁心、嘔吐、黃疸、莫氏徵(+)、發熱，以及血細胞總數增高、B超下膽囊腫大、囊壁毛糙、變厚等；而慢性膽囊炎是膽囊因長期或間斷性受到刺激而產生的明顯慢性炎症改變，其臨床表現很不典型，在膽囊管未堵塞時可無特殊不適，或偶有劍突下隱痛及輕度消化道症狀，典型的發作與急性膽囊炎的發作極為相似，亦可由急性膽囊炎後遺而來。

【診斷要點】

⑴右上腹隱痛或劇痛，甚者痛及肩背，發熱、噁心、嘔吐，少數可出現黃疸。

⑵右上腹壓痛或反跳痛，腹肌緊張，有時可觸及腫大之膽囊。

⑶化驗室檢查：白血球總數及中性粒細胞增高；B超檢查可見腫大

之膽囊，膽囊壁黏膜毛糙、變厚或出現雙邊。

⑷慢性患者往往有急性膽囊炎發作史。

【治療方法】

⑴取穴：主穴：右側夾脊T6～8，雙側陽陵泉穴；配穴：發熱者加大椎，噁心、嘔吐者加中脘，腹脹、便秘或便溏者加天樞。

⑵操作方法：選用28號50mm毫針，病人取俯臥位，各穴針刺前先按壓片刻，進針後先施「徐入徐出」之導氣法，得氣後行「平補平瀉」手法。針刺夾脊穴時針尖向脊柱方向，角度為70°～80°，刺入30～35 mm，使針感向膽區傳導。針刺陽陵泉以90°角直刺，刺入30～40mm，使針感先向下，既而向上傳導。留針30分鐘，中間用小幅度提插撚轉手法行針2次，每次1分鐘左右。

【典型病例】

方××，男，41歲，已婚，工人，初診時間：1994年10月6日。主訴：右上腹脹痛反覆發作6年，情志不暢時加重。6年前與他人發生口角後感右上腹疼痛難忍，向右肩背放射，發熱、噁心、嘔吐，經住市立人民醫院治療13天，症狀消失出院，以後每遇心情不暢時即發作，服中、西藥物症狀可減輕。現感右上腹、脅肋部脹痛，胸悶，煩躁易怒，口苦咽乾，善太息，噯氣頻作，納呆，厭油膩，脘腹脹滿，大便乾，舌質淡紅，苔薄白，脈弦澀。查體：T38.0℃，BP20.0/12.0kPa，形體偏瘦，鞏膜無黃染，腹肌緊張，墨氏徵(+)，背部T7椎體右側壓痛明顯。化驗室檢查：WBC14.0×10^9/L，N84%，L26%。B超示膽囊腫大；囊壁毛糙、厚。中醫診斷為脅痛（肝膽鬱滯型），西醫診斷為慢性膽囊炎急性發作。取右側華佗夾脊T6、7、8，雙側陽陵泉、大椎、天樞治療，針後10分鐘疼痛、噯氣消失，針24次後，症狀、體徵均消失。復查：WBC7.2×10^9/L，N70%，L30%，B超示膽囊形態、囊壁均正常。4月後隨訪未復發。

【現代治驗摘要】

張永臣針刺T6、7、8華佗夾脊穴治療急、慢性膽囊炎41例，經2個療程治療後，痊癒（症狀體徵完全消失，體溫、血象正常，B超膽囊影像正常）36例；好轉（症狀緩解，有輕度體徵，體溫、血象正常或近似正常，B超膽囊影像有改善者）5例；無效（症狀、體徵不緩解，B超膽囊影像無改善，而轉其他方法治療）0例。總有效率100%。（《中國針灸》，1998，(12)：731）

【按語】

臨床觀察發現膽囊炎患者在背部最明顯壓痛點不在肝俞、膽俞等穴，而是在右側華佗夾脊T6、7、8，尤以夾脊T7為多見。膽之下合穴陽陵泉在「脛之氣街」中，膽囊炎患者在此穴亦多有壓痛點。因而取右側華佗夾脊T6、7、8，陽陵泉穴為治療膽囊炎的主穴。針刺華佗夾脊T6、7、8可使大腦和脊髓神經節中散在的膽囊收縮素(CCK)釋放，使膽囊收縮並引起排空。同時，針感還可通過交感神經的節後纖維到達肝、膽等器官，調節肝、膽分泌、貯存、排泄膽汁的功能，使膽道暢通，降低膽道內壓力，緩解膽絞痛，且膽汁分泌、排泄暢通，亦可減少感染與併發症，促進消化道早期恢復其功能，以改善臨床症狀和體徵。

第四節　泌尿系結石

【概述】

泌尿系結石又稱尿石症，包括腎、輸尿管、膀胱和尿道結石。其中尤以腎、輸尿管結石最為常見。其臨床表現因結石所在部位不同而有異。腎、輸尿管結石統稱為上尿路結石，主要表現為腎絞痛與血尿，在結石引起絞痛發作以前，病人沒有任何感覺，由於某種誘因，如劇烈運動、勞動、長途乘車等，突然出現一側腰部劇烈的絞痛，並向下腹及會陰部放射，伴有腹脹、噁心、嘔吐、程度不同的血尿；膀胱、尿道結石稱為下尿路結石，主要表現為排尿困難和排尿疼痛。本病的發生主要與泌尿系感染，尿路梗阻或異物，鈣、磷、尿酸鹽、草酸鹽的代謝異常，長期飲水不足，長期臥床等因素有關。

【診斷要點】

1.腎和輸尿管結石

⑴發作時腎絞痛，肉眼可見血尿。

⑵腎系B超檢查、X光腹部平片、腎盂造影能確定結石大小、形態、位置和數目。

2.膀胱結石

⑴有典型的膀胱結石之症狀，如尿頻、尿急、尿痛、血尿和排尿困難。

⑵直腸（或陰道）腹壁雙合診可摸及較大的膀胱結石。

⑶尿道探子經尿道探查膀胱結石，術者可察覺金屬探子與結石摩擦的感覺和聲音。

⑷平片能確診不透X光的膀胱結石；B超能檢出透光和不透光鏡的膀胱結石。

【治療方法】

⑴取穴：主穴：上尿路結石選夾脊T12～L1；下尿路結石選夾脊L1～S2、委中。配穴：濕熱重者加陰陵泉、然谷；腎氣虛損者加腎俞、太溪。均雙側取穴。

⑵操作方法：選取型號適宜的毫針，穴位常規消毒後，夾脊穴針尖稍向脊柱傾斜，其餘穴位垂直進針，行針促其得氣，要求腰部背俞穴必須有傳導性得氣，如華佗夾脊、腎俞、膀胱俞針感沿脊柱兩側向下傳導，向會陰部放散則效果最佳。其他穴位則根據病情分別使用補

法或瀉法。然後選取一對夾脊穴及雙側委中穴，分別接電針治療儀，應用疏密波，強度以患者能忍受為度，治療40分鐘，每日1次，10次為1療程。

【典型病例】

李××，男，33歲，漢族，初診時間：1995年11月10日。患者左側腰部及少腹反覆疼痛1年。病史1994年起，患者腰部經常陣發性痠痛，偶有血尿，無其他慢性病。經B超確診為左腎結石，有家族史。1995年10月做體外衝擊波碎石，因忍受不了疼痛，停止碎石。之後腎區經常疼痛不適。1995年11月10日來診治，明顯左腰部及左下腹疼，左夾脊L1、L2、志室處明顯壓痛，X光攝片未見有陽性結石陰影。B超示左腎下極有一1.2×0.9cm強回聲光團。查尿：ALb>50.00、β_2–MG：2500、PRO(+)（蛋白）、BLO(+)（尿血紅蛋白定性）。取夾脊L1、L2，針刺1療程，腰腹症狀基本消失，繼續治療3個療程（24次）於12月5日排尿時，感覺熱刺疼，因沒特意留尿，未保存結石，之後，腰腹輕鬆。B超示左腎無結石聲影，查尿：ALb>50.00、β_2–MG：1092，PRO(–)、BLO(–)。

【現代治驗摘要】

程俊傑等夾脊穴電針治療泌尿系結石51例，結果痊癒（症狀消失，B超復查無結石聲影）32例，占62.7%；顯效（症狀消失，B超復查結石聲影明顯縮小）14例，占27.5%；有效（症狀基本消失，B超復查杏結石聲影稍有縮小）4例，占7.8%；無效（症狀不見好轉，B超復查結石聲影無改變）1例，占2.0%。治癒率約62.7%。總有效率為98.0%。（《河北中醫》，2000，(9)：692）

【按語】

針刺促排石效果明顯，臨床實踐證明，針刺手法直接關係著療效的高低，因此針刺每個穴位都須氣至病所，方可收到滿意療效。如結石處於腎上、中極，直徑小於1cm，排出率高，療程短，若處於腎下極或直徑大於1cm及結石形狀不規則的排出則較困難，這時可考慮採用體外震波碎石、輸尿管腎鏡手術、作輸尿管或腎盂切開取石。

另外，本病患者宜養成飲水習慣，保持每天尿量不少於2000～2500 ml，調節飲食，避免高動物蛋白、高糖、高動物脂肪飲食，如動物肝臟、腎臟、腦、海蝦、蛤蟹、巧克力、代乳粉、醃帶魚等；少食含草酸、鈣高的食品，如菠菜、油菜、海帶等；多食含纖維素豐富之食物，如新鮮的蔬菜、黃瓜、豆角、綠豆芽、新鮮水果；適當活動，促使尿石下降排出。

第五節　紅斑性肢痛症

【概述】

紅斑性肢痛症是由於血管舒縮機能障礙致肢端小血管陣發性擴張而引起的一種植物神經系統疾病。多見於20～40歲青壯年，男性多於女性。起病可急可緩，多同時累及兩側肢端，以雙下肢多見，表現為足趾、足底、手指和手掌發紅、動脈搏動增強，皮膚溫度升高，伴有難以忍受的燒灼樣疼痛。多在夜間發作或加重，通常持續數小時。受熱、環境溫度升高，運動、行立、足下垂或對患肢的撫摸均可導致臨床發作或症狀加劇；靜臥休息、抬高患肢，患肢暴露於冷空氣中或浸泡於冷水中可使疼痛減輕或緩解。病程長及（或）病情重者症狀不僅限於肢端，可擴及整個下肢及累及上肢。

【診斷要點】

⑴在一定誘因下，陣發性出現雙足或雙手紅、腫、熱、痛等特點，發作時將患肢浸於冷水中疼痛可減輕或緩解，受熱後症狀加重。常可作出診斷。

⑵須與凍瘡、閉塞性脈管炎、真性紅血球增多症、雷諾現象、糖

尿病性神經病等相鑑別。

【治療方法】

1.梅花針療法

⑴取穴：上肢：華佗夾脊C5～T7；下肢：華佗夾脊L1～5。

⑵操作方法：局部常規消毒後，用梅花針反覆叩刺夾脊穴，使之出血（總出血量約3ml左右），或者加拔火罐以助瘀血熱毒排出，隔日1次，5次為1療程。

2.針刺療法

⑴取穴：上肢：華佗夾脊C5～T7、曲池；下肢：華佗夾脊L1～S1、秩邊、陽陵泉。

⑵操作方法：穴位常規消毒後，用40～50毫米毫針，針刺華佗夾脊穴時，針尖略斜向椎體，餘穴均直刺，秩邊穴以75毫米長之毫針深刺。得氣後，採用撚轉瀉法，運針3～5分鐘，留針30分鐘，留針期間隔5分鐘運針1次。隔日1次，10次為1療程。

3.穴位埋線療法

⑴取穴：上肢：華佗夾脊T1～7；下肢：華佗夾脊L4～S1。

⑵操作方法：根據病變部位，每次選2對華佗夾脊穴，局部常規消毒後，按埋線常規埋入羊腸線，15～20日後再埋其他穴位，3次為1療程。

【典型病例】

鄭××，女，25歲，工人，初診時間：1989年5月18日。患者兩足陣發性疼痛半月餘。自述5月3日受涼後，翌日自覺兩足疼痛，疑為受寒，洗熱水澡後疼痛不減，反而加重。疼痛呈陣發性，多在夜半發作，局部紅腫、發熱，痛處隆起，成丘疹型，分佈在足趾、足背、足心，遇冷可使疼痛緩解，取華佗夾脊穴胸5～腰2針刺，治療2次後痛止症狀消失，後又鞏固治療2次而癒。

【現代治驗摘要】

筆者曾採用針刺配合梅花針叩刺華佗夾脊穴治療紅斑性肢痛症26例（其中下肢19例，上肢7例），經1～2個療程治療，結果痊癒（自知力完全恢復，症狀消失並適應環境良好）20例；顯效（主症消失，自知力部分恢復，一定範圍內適應環境）3例；有效（症狀減輕或部分消失，自知力缺乏，生活能自理或部分自理）3例。總有效率100%。

【按語】

本病呈慢性病程，常有緩解、復發，大多預後良好，亦可自然康復。針刺華佗夾脊穴治療本病有較好的療效，另外，骶管內神經阻滯及腰交感神經阻滯對本病效果亦佳。寒冷季節，患者要注意肢端保溫，鞋襪保持乾燥；長時間乘車、站立、步行時，宜及時更換姿勢，可預防或減少發作、減輕症狀。發作時可抬高患肢、避免過熱或撫摸等不良刺激、給予局部冷敷或冷水浸泡患肢，以減輕症狀。

第六節　帶狀皰疹和皰疹後神經痛

【概述】

帶狀皰疹是一種由病毒感染所引起的急性皰疹性皮膚病，主要是水痘一帶狀皰疹病毒侵犯周圍神經後根神經節，發生腫脹、炎症變化及部分細胞變性。脊髓的胸、腰、骶、頸及顱神經根均可受罹，也可影響脊髓前角。本病臨床比較常見，多發於春秋季節，成人患病為多，起病急，皮膚損傷多先為帶片狀的紅色斑丘疹，很快轉變為綠豆到黃豆大小的水皰，3～5個簇集成群，排列成帶狀，皰群間皮膚正常。水皰內液體初透明，5～6天後轉為渾濁。重者有瘀點、血皰或壞死。輕者，稍有皮膚潮紅，而無水皰。常發於腰脅部、胸部、大腿內側等處，一般不超過中線，疼痛為本病的主要特徵，有發病前先感到刺痛，數日後起皰者；或疼痛與水皰同時出現者；或先有水皰而後疼痛者。疼痛輕重常因人而異，一般兒童及年輕者疼痛輕，老年人疼痛重，持續時間長，甚至半年以上。發於額部者，疼痛劇烈，難以忍受，往往伴有附近淋巴結腫痛。發病前或起疹時，有全身輕度發熱、神疲乏力、胃納不佳、苔薄黃、脈弦數等症狀。額部的患者，因累及三叉神經上支，病情嚴重，可損害眼球，影響視力，甚至失明。皰疹於1～2週內吸收結痂，脫落後遺留褐色痂痕。自開始出現皰疹至結痂，此過程可維持約1個月，皰疹痊癒後神經痛也逐漸減輕至消失。

若皮膚皰疹消退後神經痛並不隨之消減，延續數月至數年，稱皰疹後神經痛，年輕人少見，50歲以後隨增齡而增多，這是由於高齡人免疫力減低，帶狀皰疹的罹患率高所致，還可能與神經節或感覺根炎症後纖維化有關。

本病因好發於胸腹部，故又稱為「纏腰火丹」、「蛇丹」，發於顏面、下肢者，常稱為「蛇串瘡」。中醫認為主要是由肝經鬱火和脾經濕熱內蘊，復感風熱時邪，致肝火、濕熱熏灼肌膚和脈絡而發病，屬實證、熱證。

【診斷要點】

⑴突然發生一側皮膚發熱灼痛，或皮膚潮紅刺痛，可伴有輕度發熱，疲乏無力，不欲飲食，為本病輕症或初起症狀。

⑵皮膚刺痛加劇，並出現綠豆大小的簇集成群水皰，皰液透明，常沿某一周圍神經單側排列成帶狀，皰群之間皮膚正常。腰脅部、胸部、面部均可發生，常伴有局部淋巴結腫大。

【治療方法】

1.電針療法

⑴取穴：主穴：疼痛相應神經節段的華佗夾脊穴、皰疹局部；辨證取穴：氣滯血瘀取支溝、陽陵泉、合谷、三陰交；陰虛不足取勞宮、

太溪、復溜；濕熱鬱滯取曲池、陰陵泉、三陰交；肝經鬱火取太衝、陽陵泉。

⑵操作方法：患者取坐位或側臥位，先確定胸背部相應的夾脊穴，一般取疼痛側，常規消毒後，持針與皮膚呈70～80度角向脊柱緣斜行刺入，針刺深度為1～1.5cm，撚轉得氣後接脈衝電流，以連續波持續刺激該穴，強度以患者能夠忍受為度，通電20～30分鐘。同時以1.5寸毫針沿皰疹局部，臥針平刺，然後再針刺相應四肢部的配穴，行提插撚轉強刺激後留針30～40分鐘，每天1次，10次為1療程，療程間休息3天。疼痛劇烈難忍者，可適當延長每次的治療時間，或增加治療次數。

2.穴位注射療法

⑴取穴：疼痛相應神經節段的華佗夾脊穴。

⑵藥物：板藍根注射液2ml加維生素B1針100mg；或甲氰脒胍注射液0.2g加維生素B120.5mg加維生素B1針100mg。

⑶操作方法：用板藍根注射液2ml加維生素B1針100mg製成混合液，夾脊穴處常規消毒後，針刺入皮下，再直刺約1～1.5寸，可觸及關節突關節，然後調整進針角度，斜向內側沿關節突關節內緣稍進針0.5寸左右，待患者會感到有針刺或火燒樣感覺向皮損部位放射，提針半分，回抽無血後，慢慢推入藥物2ml，出針後用乾棉球按壓針孔。每日1次，3次為1療程，1療程後休息2天再作第2療程。

3.皮膚針療法

⑴取穴：皰疹相應神經節段的華佗夾脊穴、皰疹周圍。

⑵操作方法：常規消毒後，用皮膚針沿皮損區相應神經節段的華佗夾脊穴重度叩刺，皰疹周圍呈環狀中度叩刺5～7次，以微出血為度，同時加用拔罐。每日或隔日1次，10次為1療程。

【典型病例】

賁××，男，72歲，農民，1995年7月14日就診。患者於2月前在左胸、脅及左肩胛下出現簇集性綠豆大小樣皰疹，排列呈不規則帶狀分佈，經本院皮膚科用干擾素、聚肌胞等藥物治療後，局部皮疹結痂消退，但原發皮疹部位疼痛一直未能消失，呈持續刺痛伴陣發性加劇，夜間為甚，遂轉針刺治療。診見：舌質紅、苔少，脈弦細數。辨為陰虛血滯，電針夾脊T1～12，共治療16次疼痛消失。

楊××，女，71歲。患者1995年12月13日因左腰及脅肋出現帶狀皰疹，大小成簇，在當地醫院經靜滴病毒唑，肌注干擾素、轉移因數，維生素B12，口服板藍根沖劑、維生素B1、E，同時外塗藥膏等治療月餘後，皰疹消退，但患處皮色發紅，呈陣發性刺痛難忍，遂於1996年1月20日住本院治療。刻下左腰部刺痛並向左脅肋、臍部放射，衣不可觸膚，發作時痛不欲生，尤以夜間為甚，煩躁，納差，面容苦楚。舌質淡紅、苔白膩，脈象弦而有力，各項輔助檢查均正常。每日需服去痛片、肌注安痛定方可止痛，但僅維持2小時左右。經服用中藥疏肝行氣、活血止痛、涼血清熱利濕等劑，同時配合針灸治療半月餘，仍不見好轉。遂停服中藥及針灸，予醋酸氫化尼松注射液125mg、維生素B12注射液1mg、維生素B1注射液100mg，各抽取2ml混合，在患者胸椎9、10、11夾脊穴經常規消毒後各注射1ml。當晚刺痛發作明顯減少，尚可入眠。2日後同上法又注射1次，刺痛即消失，可自行穿衣觸膚，精神、飲食、睡眠均正常而出院，隨訪3月未見異常。

【現代治驗摘要】

馬小平運用針刺夾脊穴配合辨證取穴治療帶狀皰疹後遺神經痛57例，結果痊癒（經治療疼痛完全消失者）51例，有效（疼痛基本緩解，但仍時有隱痛發作者）6例。總有效率100%。(《新中醫》，1999，(12)：22)

胡汝曰運用板藍根注射液合維生素B1注射華佗夾脊T9、10、11治療季脅部帶狀皰疹34例，並與藥物治療組（23例）對比，結果穴位注射組痊癒（皮損及疼痛症狀完全消失，且無後遺症）29例，顯效（皮損及疼痛症狀基本消失，僅有少量痂皮存在）5例，總有效率100%；藥物組痊癒9例，顯效10例，好轉（皮損大部分消失，仍伴有疼痛症狀）3例，無效（治療前後無變化或加重）1例，總有效率82.61%。並且穴位注射組中經1療程（3次）治療後獲癒20例，明顯高於藥物組（10次）治療後獲癒6例。而就住院天數來看，穴位注射組（平均6.5天）也比藥物組（平均14.5天）少，其優越性比較明顯。追訪半年以上者31例，1年以上者26例，結果穴位注射組無1例出現復發及後遺神經痛，而藥物組有5例遺留神經痛，1例無效者經多方醫治癒合。（《新中醫》，1994，(11)：30）

【按語】

帶狀皰疹在具體治療中，針刺法多取皮損區局部圍刺兼相應夾脊穴，結合穴注者多用活血化瘀、清熱解毒之品，如丹參、板藍根液等，針多用瀉法，臨床上此法應用最多。刺血拔罐法多用梅花針或三棱針局部叩刺，臨床上多與拔罐法配合使用，兩者相得益彰，提高刺絡放血效果，此法多用於體虛血瘀證型。

另外，穴注夾脊穴必須充分掌握其手法的技巧性，定穴、進針方向及深度必須正確，即先抵達關節突關節，然後調整針尖方向，沿關節突關節內緣刺入椎間孔神經根穿出位置，這樣收效較高。尤其是對病損位置稍高的病人（如T6、T7肋神經受損），由於此位置肌肉較薄，在行這些夾脊穴注射時，要防止針尖刺及肺臟，以免產生氣胸等不良反應，給病人造成痛苦。治療期間應囑患者經常保持患處的衛生，用0.9%的生理鹽水洗滌患處後，外敷消毒乾紗布包紮，以防止感染。

在帶狀皰疹治療中，還可根據病情，結合或交替使用火針療法和耳針療法，這樣既能縮短病程，加強療效，亦可減輕刺血或叩刺引起的局部持續性疼痛。

皰疹後神經痛不僅影響病人日常生活，也會引起情緒煩躁、恐懼及抑鬱，甚至產生自殺意念。因此，自帶狀皰疹的急性期起，就應積極治療，注意防止向皰疹後神經痛發展。

第七節　銀屑病

【概述】

銀屑病，俗稱牛皮癬，是一種以皮膚出現紅斑，伴有閃光的銀白色脫屑為主要症狀的反覆發作的慢性皮膚病，多發生於四肢、頭皮及肘、膝關節等處。按臨床特徵，一般可分為尋常型、膿皰型、關節病型及紅皮病型四種。臨床上尋常型最為常見，約占發病總數的90%左右，其次為關節病型，約為6.8%，膿皰型1%，紅皮病型約占0.98%。尋常型大多發病急，部分患者發病前有發熱、咽痛的病史，其基本皮損為紅色的丘疹，可融合成片，邊緣清楚，上覆多層銀白色鱗屑，皮損可發生於全身各處，但以頭皮和四肢伸側為多見；膿皰型常急性發病可伴有高熱、關節疼痛和腫脹，全身不適及白血球增高等全身症狀，基本皮損為膿皰，針頭大小表淺的膿疱，可發生在尋常型銀屑病損害上，也可發生於非皮損區；關節型除有銀屑病的損害外，病人還有類風濕性關節炎症狀，常常同時加重或減輕；紅皮病型者病情嚴重，原有的皮損部位出現潮紅，迅速擴大，最後全身皮膚呈彌漫性紅色或暗紅色，表面附有大量皮樣鱗屑，其間常伴有小片正常皮島。本病病因及發病機理尚未完全清楚，可能與遺傳、感染、代謝障礙、內分泌障礙、神經精神因素及免疫等多種因素有關。

【診斷要點】

⑴皮損初起為炎性紅色丘疹，逐漸擴大，融合成斑塊，邊界清楚，周圍有紅暈，表面覆蓋多層銀白色鱗屑，輕輕刮去鱗屑，出現發亮的

半透明薄膜，稱為薄膜現象。再刮去薄膜，有小出血點，稱為點狀出血現象。銀白色鱗屑、薄膜現象和點狀出血現象是本病的特徵性體徵。

⑵好發於頭皮、肘後、膝前、四肢伸側，重者泛發全身。頭皮銀屑病的特徵是皮損處毛髮成束狀和皮損超過髮際，有點狀出血現象。

⑶病程呈慢性經過，多數有季節性，冬重夏輕，可自癒，亦可復發。一般分為三期：進行期表現新疹發生，舊疹擴大，鱗屑增厚，炎症明顯，周圍有炎性紅暈，搔癢明顯，有同形反應；靜止期表現舊疹不消退，新疹不出現，炎症減輕，紅暈消失；退行期表現炎症逐漸消退，皮損縮小變平，色素斑出現，達到臨床治癒。

【治療方法】

1.梅花針療法

⑴取穴：雙側華佗夾脊穴，膀胱經第一側線。

⑵操作方法：穴位常規消毒後，用梅花針在脊柱兩側自上而下輕輕叩刺，每側各叩刺2行，以局部潮紅為度，重點叩刺與皮損區相對應的夾脊穴、背俞穴。然後拔罐5分鐘，每日1次，10次為1療程。

2.放血療法

⑴取穴：雙側華佗夾脊穴。

⑵操作方法：穴位常規消毒後，用26號1寸長毫針從上而下刺之，不留針，使刺處少許出血。如不出血用棉球擠拭以便出血或拔火罐5分鐘。每日或隔日1次，15次為1療程。

3.穴位注射療法

⑴取穴：與皮損區相對應的華佗夾脊穴。

⑵操作方法：每次選取4～6穴，常規消毒後，選用丹參注射液或當歸注射液。按水針療法操作常規進針得氣後，抽無回血者，緩慢推藥液，每穴每次0.5～1毫升，隔日1次，10次為1療程。

4.穴位埋線療法

⑴取穴：華佗夾脊穴（頭頸部及上肢皮損者取T1、T3；胸背部皮損者取T5、T7；腹部皮損者取T11、L1；臀部以下皮損者取L3、L4）。

⑵操作方法：先做普魯卡因皮試，陰性者局部常規消毒後，用1%的普魯卡因作穴周浸潤麻醉，每穴大約0.5ml；陽性者改用利多卡因。後用羊腸線經三角皮針穿刺於夾脊穴，提捏皮膚，剪斷兩側線頭，放平皮膚，無菌紗塊包紮即可。每次取穴1組，若皮損在上肢者先取T1右側，T3左側；再次取T1左側，T3右側，左右交替使用，其他部位與上法相同；若周身均有皮損者則先取T1（右），T3（左），T5（右），T7（左），T11（右），L1（左），L3（右），L4（左），下次埋線取穴相反。7天1次，2次為1療程。

【典型病例】

楊××，女，33歲，幹部。於1989年11月20日以「周身出現銀白色鱗屑性皮損伴劇癢1月餘」為主訴初診。患者述無明顯原因於雙前臂出現紅斑，上有鱗屑，伴癢而未介意，近日周身出現廣泛性斑鱗屑、劇癢。檢查：廣泛性紅斑鱗屑性皮損，伴抓痕，血痂，薄膜現象(+)，漏滴現象(+)，同形反應存在。診斷為尋常型銀屑病（進行期）。取夾脊T1、T3、T5、T7、T11、L1、L3、L4，左右交替埋線；並取耳壓肺、內分泌，及四肢胸腹相應敏感點。1療程後皮損消失達2/3，症狀消失，3療程後皮損全消，隨訪1年未復發。

【現代治驗摘要】

劉琪採用夾脊穴埋線配合耳壓治療銀屑病50例，結果痊癒（皮損消失，僅留色素沈著）33例；顯效（皮損消失2/3～4/5，自覺症狀消失）8例；有效（皮損消失1/3，自覺症狀輕微）5例；無效（皮損消失不足1/3，自覺症狀少減或無變化）4例。治癒率為66.67%，總有效率為92%。（《陝西中醫》，1991，(11)：513）

張連城採用華佗夾脊穴放血治療銀屑病240例，其中男140例，女100例，年齡10～70歲，以中青年為多，病程最短10天，最長15年，均接受過其他療法而無效，尋常型進行期190例，靜止期50例。尋常型進行期190中180例治癒（皮損消失，無自覺症狀），占94.7%，10例顯效（皮損基本消退，但有少量殘存），占5.3%；尋常型靜止期銀屑病50例，42例治癒，占84%，8例顯效，占16%。1療程治癒148例，2療程治癒85例，2療程以上治癒7例。一般針刺4～7天後皮損開始消退。240例均經1年以上隨訪未復發。（《浙江中醫雜誌》，1990，(9)：423）

【按語】

銀屑病雖不可根治，但卻可有效控制，目前西醫治療本病多用抗腫瘤藥物、免疫抑制劑、皮質類固醇激素、抗生素類、維生素類等，雖然部分藥物療效好，但因毒副作用大而臨床無法推廣使用。針灸華佗夾脊穴治療本病對於初發者療效較好，病情稍重者，可配合清熱解毒、活血化瘀的中藥治療，毒副作用小，療效佳。

本病患者應少食脂肪和肉類，忌辛辣及酒類，由於大量的鱗屑脫落，蛋白質損失較多，因此要注意蛋白質的攝入；避免上呼吸道感染和清除感染性病竈；避免物理性、化學性和藥物的刺激，防止外傷和濫用藥物；患者自身要認識到本病頑固、易復發的特點，治療上不能操之過急。同時也要克服自卑、抑鬱等不良情緒，心態平和，接受現實，培養良好的心理狀態；不要過度勞累，遵循「一張一馳、文武之道」的古訓，這樣便可以減少本病的發病率。

第五章　婦兒科疾病

第一節　功能失調性子宮出血

【概述】

功能失調性子宮出血是一種常見婦科病，是指經婦科檢查內外生殖器無明顯器性病變，而是由於神經內分泌系統調節紊亂引起的子宮內膜異常出血，簡稱「功血」。臨床常表現為月經週期失去正常規律，經量過多，經期延長，甚至不規則陰道流血等。本病有無排卵型和排卵型功血之分。無排卵型功血係排卵功能發生障礙，好發於青春期和更年期；排卵型功血係黃體功能失調，多見於育齡期婦女。

【診斷要點】

⑴臨床表現為月經週期紊亂，經期延長，血量增多。

⑵婦科檢查無器質性疾病。

【治療方法】

1.梅花針療法

⑴取穴：主穴：夾脊S1～4（雙側）；配穴：膈俞、肝俞、脾俞、腎俞。

⑵操作方法：患者取俯臥位，皮膚常規消毒後，用梅花針由上而下，依次中度叩刺，以皮膚潮紅為度，隔日1次，10次為1療程。

2.針刺療法

⑴取穴：夾脊S1～4（雙側）。

⑵操作方法：患者取俯臥位，皮膚常規消毒後，用30號1.5寸毫針

針刺以上穴位，須刺入骶後孔內，以觸電感向小腹放射為度，否則影響療法，留針20分鐘，隔日1次，10次為1療程。也可施行溫針灸。

【典型病例】

李××，女，25歲，初診時間：1995年9月3日。患者因不規則陰道出血反覆發作1年，經檢查診斷為功能性子宮出血，用人工週期治療無效就診，就診時經血非時而下，淋漓不盡，出血量多於正常月經，色淡質薄，伴氣短神疲，面色恍白，舌淡，苔白，脈虛緩。中醫診斷崩漏脾虛型，治宜健脾益氣，固衝止血。針刺雙側骶夾脊1～4，配合灸脾俞、腎俞、氣海、關元等，治療1個療程後，陰道出血減少，面色轉潤，後連續治療2個月經週期病癒，隨訪2年未復發。

【現代治驗摘要】

筆者曾交替採用針刺骶夾脊1～4和梅花針叩刺骶夾脊1～4治療功能性子宮出血38例，結果經4～5療程治療，痊癒（出血停止，月經週期恢復正常）26例；好轉（出血停止，月經週期接近正常）6例；無效（針刺後出血未能控制，行子宮切除術）6例。總有效率為84.2%。

【按語】

婦人經血暴下不止或淋漓不盡者，常先行「塞流」之法，西醫常用激素類藥物或行刮宮止血，對病人有較大的痛苦，尤其對未婚者又不能行刮宮治療，而刺激骶夾脊穴治療宮血，簡便易行，無毒副作用，易被患者接受，且常起到意想不到的良效。同時，配合灸關元、百會、三陰交、脾俞、膈俞、命門等穴，以及頭針雙生殖區，效果更好。血止後，宜進一步明確診斷對因治療。如果出現大出血，需配合其他治療措施，及時處理。

第二節　痛　經

【概述】

痛經是以伴隨月經週期出現的以小腹疼痛為主症的臨床常見病，分原發性和繼發性兩類。原發性痛經又稱為功能性痛經，多見於未婚或未產婦女，指女性生殖器官無明顯器質性改變的經行小腹疼痛及腰骶部疼痛；繼發性痛經多見於已婚已孕的生育年齡婦女，如盆腔炎、子宮內膜異位症、子宮肌瘤等。痛甚時可伴發頭痛、噁心、嘔吐，甚至昏厥。本節主要討論原發性痛經。

【診斷要點】

⑴經期或經期前後有下腹部及腰部疼痛，甚至可影響生活及勞動。

⑵婦科檢查未發現有器質性病變。

【治療方法】

1.梅花針療法

⑴取穴：雙側腰骶夾脊穴，膀胱經第一側線腎俞以下的穴位。

⑵操作方法：每次月經來潮前1週左右，用梅花針沿脊柱兩側由上至下中等強度叩刺，以皮膚潮紅為度，然後施隔薑灸，每日1次，7次為1療程。

2.針刺療法

⑴取穴：雙側腰骶夾脊穴。

⑵操作方法：取長1.5寸、28號毫針，腰夾脊穴直刺，深度1寸左右，針刺骶夾脊穴，要求針刺入骶後孔，施平瀉手法，使針感向小腹方向放散，然後行溫針灸30分鐘。每次月經來潮前1週開始治療，每天1次，經後腹痛者，停經後繼續治療1週，1個月經週期6次或12次為1療程。

3.穴位注射療法

⑴取穴：雙側夾脊L2～S2。

⑵操作方法：每次選取2～3穴，抽取適量10%紅花注射液或當歸注射液，按穴位注射療法操作常規進針，得氣後，抽無回血，每穴注入藥液1毫升。隔日1次，5次為1療程，於月經前2天開始治療，連續治療4～5個月經週期。

【典型病例】

李××，18歲，女，初診時間：1997年12月3日。患者自訴14歲月經來潮，經前1天開始腹痛，逐漸加重，經色紫黯，質稠黏多塊，量少不暢，腹滿拒按，甚則嘔吐，四肢冷汗淋漓，面色蒼白，難以忍受，3天後痛脹減輕，曾多方醫治無效。診見舌質紫黯，邊尖瘀點明顯，脈弦沈。體檢、婦查、B超均正常，就診時已近經期。採用上法溫針灸腰夾脊，3天後月經來潮，色紫，質黏有塊，較前通暢，脹痛較前減大半，經期停針，後每次月經來潮前1週開始治療，共治療3個療程，痛經痊癒。

【現代治驗摘要】

孟憲鵬等採用溫針灸腰夾脊治療原發性痛經30例，經3個療程治療，治癒（疼痛消失、停藥後連續3個月經週期未復發）14例；好轉（續3個月經週期，疼痛減輕者）15例；無效（疼痛未見改善）1例。總有效率為96.7%。(《長春中醫學院學報》，1994，(9)：40)

【按語】

督脈與衝任同起於胞中，衝脈一支從小腹分出向內貫脊，行於背部，「衝為血海」，帶脈出自督脈，環繞腰腹一周，所以衝任督帶四脈相關，其經氣與夾脊穴相通。針刺或梅花針叩刺腰骶夾脊穴，既能通調衝任督帶之經氣，又具理氣活血之功，配合局部艾灸，可收溫經補氣通絡之效，故止痛效果明顯。另外，痛經患者平時要注意經期衛生，經前期及經期少吃生冷和辛辣等刺激性強的食物；消除對月經的緊張、恐懼心理，解除思想顧慮，保持心情愉快；適當參加勞動和運動，但要注意休息，尤其是體質虛弱者；改善營養狀態，並要積極治療慢性疾病；疼痛發作時可喝些熱的紅糖薑水或採取艾灸三陰交、合谷、子宮等穴位，也會收到良好的效果。

第三節　帶下病

【概述】

女子隨著發育成熟，陰道內常有少量的白色透明無臭的分泌物，稱白帶。經間期、經前期以及妊娠期帶下增多，無臭味，無其他不適症狀，屬正常情況。如果白帶量多，氣味異常，顏色有改變或帶血，或伴有外陰搔癢，則為白帶異常（又稱帶下病）。白帶異常是多種疾病中出現的一種異常表現，多見於某些婦科疾病，如黴菌性陰道炎、滴蟲性陰道炎、宮頸糜爛、淋病或陰道、子宮的惡性腫瘤等。

黴菌性陰道炎時，白帶色黃或白，多數質地黏稠，有時也可質地稀薄，典型的白帶呈豆腐渣樣或乳凝塊狀；滴蟲性陰道炎的白帶為稀膿樣，色黃，有泡沫，或如米泔水樣，色灰白，白帶味臭；宮頸糜爛時白帶一般色黃，質黏如膿涕，多無味；淋病的白帶則為黃膿樣；子宮內膜炎等盆腔炎時，白帶也會增多，色黃，質稀，多伴有腹痛；輸卵管癌時，由於腫瘤刺激輸卵管上皮滲液及病變組織壞死，會出現水樣白帶，綿綿不斷。

【診斷要點】

⑴根據病史，典型的症狀和體徵，即可確診。

⑵如臨床症狀不明顯，可做分泌物鏡檢，必要時可做細菌培養，有助診斷。

【治療方法】

⑴取穴：主穴：夾脊S2（雙側）；配穴：寒濕型配命門穴加灸，陰癢者配蠡溝穴，濕熱型配三陰交。

⑵操作方法：囑患者取俯臥位，穴位常規消毒，取2～2.5寸毫針，針尖朝下肢方向斜刺（45°）快速進針，得氣直達少腹或前陰部。寒濕型施平補平瀉手法，留針30分鐘，中間行針2次，濕熱型施提插撚轉瀉法，留針15分鐘。針後均帶針拔火罐，留罐15分鐘，寒濕型者火力大些，隔日針1次，濕熱型火力小些，1日針1次。7次為1療程，中間休息5天，再進行第2療程。

【典型病例】

邢××，女，51歲。1983年8月28日就診。主訴：帶下量多已達10年之久，白如米泔水，重時如解小便，長期服用中、西藥治療，病情時輕時重，並伴四肢無力，腰膝冷痛，頭暈心悸。診察患者面白神疲，脈緩弱，苔白膩，大便溏，小便清長，兩足稍有浮腫，心肺正常，婦檢：宮頸肥大，宮頸下唇II度糜爛，證屬命門火衰，帶脈不固，而致寒濕帶下，治宜溫經散寒袪濕，針刺雙側夾脊S2加拔火罐，配刺命門加灸。2次後白帶量大減，腰膝冷痛減輕，第1療程後，白帶量基本恢復正常，後又鞏固1個療程，1年後隨訪未見復發。

【現代治驗摘要】

李欣欣針刺夾脊S2加拔火罐治療白帶36例，其中寒濕型21例，痊癒（陰道分泌物轉為正常，半年未復發）14例；顯效（陰道分泌物基本轉為正常，但每遇勞累或生氣又稍有增加）7例；濕熱型16例，痊癒（陰道分泌物轉為正常，半年未復發）13例；顯效（陰道分泌物基本轉為正常，但每遇勞累或生氣又稍有增加）3例。總有效率100%。（《河南中醫》，1985，(6)：13）

【按語】

針灸骶夾脊穴治療帶下病有較好療效，具療程較短、無毒副作用、病人痛苦少等優點。針刺的同時，如配合推擦腰腹（沿脊柱兩側從褲帶向下直到尾骨，反覆推擦直到發熱；肚臍下三寸用手掌魚際反覆轉圈搓擦至熱，每日2次）或灸足三里、命門、關元，則效果更佳。患者平時忌涉水游泳，避免下腹受冷；忌過度進食生冷寒涼食品，如蛤蜊、蟶子、河蚌、田螺等；多食一些具有補脾溫腎固下作用的食物，如淮山藥、芡實、扁豆、蓮子、栗子、榛子、白果、米仁、蠶豆、黑木耳、豇豆、胡桃肉、淡菜、海參、龜肉等；減少房事，注意勞逸結合，應養成良好的衛生習慣，勤洗勤換，注意經期衛生及孕產期調護，經常保持外陰部衛生，避免重複感染。

第四節　特發性高催乳素血症

【概述】

高催乳素血症(HPL)是指非妊娠期與哺乳期婦女體內血清催乳素(PRL)水平增高所引起的內分泌失調的病證。本病的病理生理主要為催乳素水平升高，通過反饋抑制下丘腦促性腺激素釋放激素的分泌，致使垂體促性腺激素水平下降，從而影響卵巢功能，出現月經量少色淡，漸至閉經、不孕，或溢乳，或伴頭痛、失眠、精神抑鬱、煩躁等症狀。少數患者有進行性肥胖，個別患者可無明顯症狀。

【診斷要點】

⑴血清PRL水平高於25ng/ml。

⑵通過詳細的病史、服藥史、體檢、實驗室檢查和放射學檢查，排除藥物性、腫瘤性等有明顯原因的HPL患者及有明顯子宮、輸卵管、卵巢原發病變患者。

⑶臨床表現為月經量少、閉經、不孕、乳房溢乳、頭痛、精神抑鬱、憂慮或煩躁易怒等。

具備⑴、⑵及⑶中1項或1項以上者，即可診斷為特發性HPL。

【治療方法】

⑴取穴：夾脊T5～12、天柱、風池、人迎、扶突、足三里、太衝（雙側）；證屬脾腎虧虛者加三陰交；屬肝鬱痰凝者加內關、豐隆。

⑵操作方法：以上各穴在針刺時，先用「徐入徐出」之「導氣法」尋找針感，得氣後隨即行「平補平瀉」手法。先讓病人取俯臥，風池穴直刺30～35mm，使針感向枕部放射；天柱直刺30～35mm，使針感向前額和眶內放射；諸夾脊穴均直刺25～30mm，使針感向前放射。留針30分鐘，中間行針2次。起針後讓病人取仰臥位，人迎穴直刺30～35 mm，使針感沿頸上、下傳導；扶突穴直刺25～30mm，使針感向前胸放散；太衝透刺湧泉，其他穴位則按照常規針刺，補瀉方法同上。留針30分鐘後起針。每天治療1次，1個月為1療程，共治療3個療程。

【典型病例】

張××，女，31歲，初診時間：1991年10月5日。因婚後4年未孕來診，既往月經規律，近2年月經後期、量少、色淡，乳脹且有少量溢乳。1991年8月外院診為「不孕，特發性HPL」，用CB_{154}治療3天後因體位性低血壓嚴重而停藥。辨證屬肝鬱痰凝，經針刺治療3個療程，血清PRL由64.53ng/ml降至21.97ng/ml，病告治癒。1992年7月隨訪已懷孕。1993年2月順產一男孩。1994年3月隨訪，月經規律，經期、經量均正常，母子平安，未有復發。

【現代治驗摘要】

田德全針刺夾脊穴為主治療特發性高催乳素血症31例，經2～3個療程的治療，治癒（血清PRL降至正常範圍，月經規律或不孕者懷孕，溢乳停止，其他伴隨症狀消失）17例；有效（PRL明顯下降，月經基本正常，閉經者通經，溢乳消失或減少，其他伴隨症狀明顯好轉或消失）11例；無效（PRL值變化不大或反而升高，治療2個療程仍有月經不調，溢乳時有發生，伴隨症狀改善不明顯）3例。治癒患者經6～17個月的隨訪均未復發。治癒率54.8%。總有效率為90.3%。（《山東中醫學院學報》，1995，(3)：177）

【按語】

目前，對於特發性高催乳素血症的治療首選藥為溴隱亭(CB_{154})，療效較好，但由於CB_{154}價格昂貴，副作用較大，而且只是一種對症治療藥物，一旦停藥，90%以上患者復發，且有反跳現象，使其廣泛應用受到一定限制。針灸夾脊穴治療本病，效果顯著，其關鍵在於從整體上振奮臟腑功能，補益氣血，通調經脈，而不是僅僅局限於對症治療。在取夾脊穴治療本病時，可根據臨床辨證分型，依型配穴治療，療效更佳。

第五節　女性尿道綜合徵

【概述】

尿道綜合徵，又稱無菌性尿頻－排尿不適綜合徵，好發於中青年婦女，是一組以尿頻、尿急、小腹墜脹、排尿不暢為主要症狀，而無膀胱、尿道器質性病變，尿常規檢查及中段尿細菌培養均無明顯異常的徵候群。本病病因和發病機理未完全清楚，目前認為與中樞神經排尿控制機能發育不全或退化有關，尿路感染、憋尿、疲勞、分娩、月經、性生活等常為其誘發因素。

【診斷要點】

⑴女性，年齡不限。

⑵持續性尿頻、尿急半年以上，其他伴隨症狀可有下腹或陰部疼

痛，排尿費力，尿失禁及遺尿等。

⑶多次尿常規及培養呈陰性。

⑷無其他明確的器質性病變，經較長時間的抗感染治療無效者。

【治療方法】

⑴取穴：主穴：夾脊S2～4；配穴：腎俞、會陽、中膂俞。

⑵操作方法：針刺骶夾脊穴時用30號2～2.5寸毫針斜刺入骶後孔中1.5～2寸，要求觸電樣放射至前陰，再靜留針20分鐘，腎俞穴按常規針刺後加艾條灸，會陽、中膂俞用3～4寸長針深刺，使針感向小腹及會陰部放散，再接G-6805電針治療儀，用斷續波，電流量以患者能耐受為度；伴尿道口灼熱加陰陵泉或地機，用瀉法；伴畏寒肢冷加灸命門、複溜。每日或隔日1次，10次為1療程，療程間隔3～5天。

【典型病例】

患者，女，31歲。初診時間：1996年8月20日。反覆尿頻、尿急伴小腹墜脹，腰痠膝軟1年餘，加重10天。患者於1995年5月無明確誘因出現小便頻急，伴下腹不適，當時在院外按尿路感染治療，予口服氟哌酸、維生素、金錢草沖劑等治療1週，症狀稍有改善而停止治療。但此後每於經期、經後或勞累過度後則感尿頻、尿急、排尿不暢，且症狀漸進加重。曾在多家醫院採用中西藥治療，服用吡哌酸、呋喃咀啶、三金片，及注射慶大黴素、青黴素、氨苄青黴素等，效果欠佳。近10天來因勞累，上述症狀加重，內科治療無效而要求針灸治療。發病以來無發熱、尿痛、血尿、膿尿，多次查尿常規及尿細菌培養均未發現異常。檢查：心肺(-)，雙腎區無叩擊痛。舌質淡、苔薄白，脈沈細尺弱。血常規、尿常規均正常，中段尿細菌培養：無細菌生長。診斷：尿道綜合徵。取夾脊穴S2～4為主每日針灸1次。3次後尿頻、尿急改善，治療12次後小便基本恢復正常。以後改為隔日針灸治療1次，前後共治療4個療程痊癒。隨訪1年無復發。

【現代治驗摘要】

王序海等針刺雙側夾脊S2、三陰交，配合辨證取穴治療女性尿道綜合徵45例，結果顯效（治療1個療程，尿頻、尿急症狀緩解，排尿次數正常）24例；有效（治療2個療程，尿頻、尿急明顯減輕，排尿次數接近正常）15例；無效（治療2個療程，症狀無明顯改善）6例。總有效率86.66%。（《針灸臨床雜誌》，2001，(11)：14）

鄭惠田等針刺骶夾脊，同時配合關元、大赫、橫骨、三陰交等穴以及隔藥餅灸氣海、命門等穴治療女性尿道綜合徵103例，結果顯效50例，有效41例，無效12例，總有效率達88.3%。且臨床研究還表明本療法對女性尿道綜合徵患者的尿流動力學各項指標皆有不同程度的改善。（《上海針灸雜誌》，1995，(S:S)：22）

【按語】

女性尿道綜合徵為臨床常見病，由於病因未明，故缺乏特別有效的治療方法。目前臨床上大多採用膀胱訓練，服用影響膀胱、尿道功能的藥物，催眠療法，尿道擴張，尿道內切開等效果都不理想。患者常因病程長、纏綿難癒、反覆發作而痛苦不堪。針刺骶夾脊穴對本病有特異性療效，但針刺時務必使針感放射至少腹、膀胱、會陰，同時應根據患者的病情辨證配穴，針灸並用，是取得療效的關鍵。另外，患者平時宜注意勞逸結合，保持心情愉快，注意經期衛生，加強鍛鍊，提高機體的免疫力，防止復發。

第六節　小兒腹瀉

【概述】

小兒腹瀉係由多種原因引起的以腹瀉為主的胃腸道功能紊亂綜合徵。臨床表現為小兒大便稀薄，或完穀不化，甚至便如水樣，排便次數增多。可由飲食不當和腸道細菌感染或病毒感染引起，根據病因分為感染性和非感染性兩類。本病一年四季均可發生，以夏秋季最高。多見於2歲以下嬰幼兒，1歲以內者占半數，對小兒健康威脅甚大。

【診斷要點】

⑴有感染或飲食不節、受涼史。

⑵排便次數增多，大便稀薄，甚至如水樣或含未消化乳食黏液，伴有腹痛、腹脹、嘔吐等；嚴重者可引起脫水、電解質紊亂等；感染者可伴有發熱。

⑶糞便檢查可明確診斷。

【治療方法】

1.刮痧療法

⑴取穴：華佗夾脊穴T10～12。

⑵操作方法：術者於患兒夾脊T10～12部位先塗適量的生薑汁或麝香風濕油，再以瓷湯匙施行刮法，輕重以勿使皮膚破損為度，每側一般刮200次左右，至皮膚呈潮紅，若呈暗紅色或紫色，療效更佳，每日1次，連續治療2～3次。

2.梅花針療法

⑴取穴：夾脊T11～L5。

⑵操作方法：用梅花針沿脊柱兩側輕度叩刺至皮膚微潮紅為度，每日1次，5次為1療程。

【典型病例】

謝××，男，11個月，初診時間：1990年7月2日。患兒係混合餵養，腹瀉反覆發作7個月，近一個半月連續腹瀉。大便稀黃，含不消化食物及乳塊，每日大便約20次，患兒煩躁不安，哭鬧，呻吟不眠；伴嘔吐，納差。精神萎靡，呈中度脫水，體溫37.8℃，腹部脹氣，腸鳴音活躍，大便鏡檢：脂肪球(+++)，白血球(++)。即在華佗夾脊T10、

11、12施行刮法，局部很快呈現紫色，頓時病兒全身出汗，並用維生素B6注射液0.5ml行右側內關穴注射。當晚12時之前，大便3次，仍為稀便，入夜安然入睡，未腹瀉。次日大便減為3次，且由稀便轉為軟便，共治療2次獲癒，隨訪3個月，未復發，體重增加1.6公斤。

【現代治驗摘要】

周先明採用華佗夾脊穴刮法治療嬰幼兒腹瀉284例，結果治療1次痊癒者211例，2次痊癒者62例，3次痊癒者8例，無效3例。(《湖北中醫雜誌》1991，(3)：39)

【按語】

小兒腹瀉為常見病，因小兒體氣未充，臟腑嬌嫩，故凡外感時邪，內傷乳食，極易引起腸胃功能失常而致腹瀉。對於一般泄瀉，刮華佗夾脊穴有較好的療效。因夾脊穴位居督脈與足太陽膀胱經之間，臟腑背俞穴皆居膀胱經。背俞穴是臟腑之氣轉輸聚會於背部的重要部位，夾脊穴納督脈，足太陽經氣及臟腑之氣而挾居脊柱兩側，故胃腸有病亦在其相應的夾脊穴（包括背俞穴）處出現壓痛或其他過敏反應，故刮華佗夾脊穴可以調整胃腸道功能而達到止瀉目的。

治療期間，患兒宜進食米湯，伴嘔吐者，可同時用維生素B6注射液0.5ml，注一側內關穴，通常嘔吐即止。對於泄瀉重症，因小兒為稚陰稚陽之體，一經大瀉之後，既可以傷及津液陰精，又可以損及脾陽，而發生各種不同變端，應及時配合藥物進行治療，以免延誤病情。

第七節　小兒厭食症

【概述】

小兒厭食是指小兒長期見食不貪，見食而煩，甚則拒食的一種症狀，為小兒常見病症之一，一般多見於學年前兒童。

【診斷要點】

小兒較長時期食慾不振、少食或進食後噁心、嘔吐或拒食。伴有腹脹、消瘦等。一般病程持續2個月以上。

【治療方法】

1.推拿療法

⑴取穴：主穴：夾脊T1～L1（雙側）；配穴：背俞穴大杼至關元俞。

⑵操作方法：患兒俯臥，在其背部塗上滑石粉，以免擦傷皮膚。術者將食、中指指端腹面分別放在脊椎棘突間兩側，離正中線外約0.5寸處的夾脊穴上，從夾脊L5處按順時針方向，向上推揉至第1胸椎夾脊，又從第1胸椎夾脊反時針方向，向下推揉至腰5夾脊處為1次，如此反覆10次。再將食、中指指端腹面分別放在背部雙側背俞穴上，從大杼穴向下反時針方向推揉至關元俞，又從關元俞往上順時針方向推揉至大杼穴處為1遍，如此反覆10遍。每日治療1次，6次為1療程。治療過程中，應注意用力適中，以患兒能忍受，感到舒適為度。

2.梅花針療法

⑴取穴：夾脊T8～L5（雙側）。

⑵操作方法：用梅花針沿華佗夾脊穴自上而下反覆叩刺至皮膚微出血為度，然後加用拔罐10分鐘。每日或隔日治療1次，5次為1療程。

【典型病例】

冠××，男，7歲，初診時間：1989年6月26日。其父代訴：患兒納呆厭食2年半，每日食量不到150克，強其進食則欲嘔，大便溏，夾有不消化食物，夜寐多汗，平素身體虛弱，極易感冒，幾經中西醫醫治乏效。查：患兒形體瘦小，面色蒼白無華，精神倦怠，唇舌淡白，脈細。採用推揉夾脊與背俞穴方法治療3次，患者自覺口味香，納食大增，每日食量增至300克。繼續治療2次，食量完全恢復正常。半年後，其父專程前來告知，患兒不但厭食症痊癒，其他臨床伴隨症狀亦已消失。

【現代治驗摘要】

唐赤蓉推揉夾脊與背俞穴治療小兒厭食症30例，治療結果：30例患兒中，痊癒（厭食症狀完全消失，達到同齡兒童正常食量）26例；顯效（食量增加2/3以上）3例；有效（食量增加1/2以上）1例。治療次數均在1個療程內，最短的3次，最長的6次。(《江蘇中醫》，1990，(8)：32)

【按語】

小兒厭食症是兒科常見病之一，中醫認為本病多由脾胃虛弱或食傷脾胃，脾胃不和，受納運化失健所致。而夾脊穴具有健脾胃、消積滯之功能，本穴操作時可旁及督脈，督脈為諸陽之匯，總督一身之陽，具有調陰陽、強體質之功效；背俞穴又具有和臟腑、理氣血的作用。因此，推揉或梅花針叩刺夾脊穴、背俞穴，通過經絡的傳導，可調整臟腑及機體的功能活動，補虛瀉實，健脾開胃，有效地治療小兒厭食症。治療的同時，還可採用三棱針點刺四縫穴、魚際穴，四縫穴點刺後擠出少許黃白色黏液，魚際穴點刺出血數滴，這樣療效更佳。

第八節　小兒遺尿症

【概述】

遺尿指3歲以上兒童夜間酣睡中不自主的排尿。單純性遺尿主要指清醒時排尿功能正常，但睡眠中排尿於床，多見於兒童，偶見於成人，與腦發育不良有關。現在一般認為遺尿是由於缺乏排尿訓練，未能建立排尿條件反射，以及遺傳、「夢遺」等因素所導致。另外某些精神、神經疾病、泌尿系統疾病、大腦功能衰退者亦可出現遺尿。

【診斷要點】

(1)經常夜間酣睡時不自主的排尿，尿檢查正常。

⑵X光拍片檢查排除脊柱隱裂等器質性病變。

【治療方法】

1.梅花針療法

⑴取穴：主穴：雙側腰骶部夾脊穴；配穴：有夢遺尿加夾脊T5～9；納差、大便溏薄加夾脊T7～12。

⑵操作方法：局部常規消毒後，用梅花針中度叩刺上述穴位，重點叩刺腰骶兩側，至皮膚潮紅為度，然後拔罐5分鐘，隔日1次，10次為1療程。

2.針刺療法

⑴取穴：夾脊L1～S3。

⑵操作方法：病人俯臥位，局部常規消毒後，醫者持長毫針與椎體呈75度角（針尖向著脊椎方向）刺入椎體下方，刺入1寸左右（視病人胖瘦而定），行撚轉手法，使針感沿肋間或脊椎傳導，如無感傳，可調整針刺方向，再行手法，留針30分鐘後起針。每日1次，10次為1療程。

【典型病例】

孫××，男，17歲。患者自幼起患遺尿症，每夜遺尿1次，曾用中西藥治療效果不佳，故來針灸科治療。患者面色蒼白，精神不振，形體消瘦，尿常規中段尿培養，腰骶部X光片均未見異常，後取夾脊S1～3，採用針刺配合穴注治療1個療程而癒，隨訪至今未見復發。

【現代治驗摘要】

馬豔採用針刺骶夾脊穴配合穴注維生素B1治療小兒遺尿症狀102例，結果治癒（經治後，未再遺尿）92例，占90.7%；好轉（遺尿次數減少，睡眠中能叫醒排尿）9例，占8.4%；未癒（遺尿無變化）1例，占0.9%。總有效率占99.1%。（《針灸臨床》，1997，(2)：18）

徐亞莉等採用脊針（針刺夾脊L1～S1）治療遺尿症30例。結果痊癒（小便正常，能自覺起床小便或保持整夜不小便，且隨訪半年以上無復發）28例；顯效（遺尿次數明顯減少，尿量也明顯減少者）2例。總有效率100%。療程最短者3次，最長者2個療程，一般1個療程均可明顯見效。(《針灸臨床》，1997，(2)：18)

仲躋尚電針第2腰椎夾脊穴治療遺尿症20例，治療後痊癒（夜臥能自行起床小便）16例；好轉（夜臥時易被喚醒而小便，有時也能自行起床小便，或遺尿由每夜減少為每週遺尿1至2次）3例；無效1例。(《浙江中醫雜誌》，1989，(8)：372)

【按語】

遺尿多見於兒童，也可見於成年人，兒童一般由於大腦排尿中樞發育不良，成人遺尿大部分係大腦皮層及皮層下中樞功能失調所致。臨床上常用三環類抗憂鬱劑如阿密林和抗膽鹼藥如普魯苯辛治療，效果均不理想。由於支配二便植物神經低級中樞位於骶髓，故針刺骶夾脊可使脊髓反射興奮性提高，從而對小便功能的恢復起一定作用。為加強治療效果，臨床還可配合灸百會、關元、三陰交以調節大腦皮質及皮層下中樞。另外本病除積極治療外，對於兒童應耐心幫助其建立良好的排尿習慣；對器質性病變的遺尿還應積極治療原發病。

第九節　小兒腦癱

【概述】

小兒腦癱是指嬰兒出生前後或在出生過程中，由於種種原因所造成的非進行性腦損傷而致的綜合徵，主要表現為中樞性運動功能障礙和姿勢異常，常併發智慧低下、癲癇、感覺、性格異常等合併症。臨床上根據不同表現，可分為痙攣性、運動障礙型、共濟失調型，也可由兩型或兩型以上合併出現者。

本病症狀開始於嬰幼兒時期，主要表現為雙側癱、偏癱、四肢癱等，常伴有手足不自主蠕動、舞蹈樣動作、肌痙攣等。病兒在出生後數日即可出現腦症狀，往往在出現抬頭和坐立困難時才被家長發現。病兒肢體很少動作，下肢尤為明顯。是當今兒童致殘的主要原因之一。

【診斷要點】

⑴患兒智力低下，語言遲緩或不會言語，運動障礙或四肢萎軟，頭顱形態異常。

⑵結合CT、腦電圖及兒童智力測試等檢查可明確診斷。

【治療方法】

針刺療法

處方一

⑴取穴：夾脊穴、十七椎、長強穴。

⑵操作方法：用28號1～2寸針，自第7頸椎旁開始，斜刺或平刺，針刺方向朝腦部，根據患兒身長針數不限；十七椎處直刺2～4針，深度1寸；長強穴朝腦部方向斜刺1針。每日1次，每次留針30分鐘，患兒如無抽搐史，均加用電針刺激，每日1次，10次為1療程。

處方二

⑴取穴：主穴：華佗夾脊C7、L2、L3。配穴：智力低下者配四神聰、足三里、懸鍾；言語障礙配啞門、心俞、通里；上肢癱配曲池、合谷、外關；下肢癱配環跳、足三里、陽陵泉、懸鍾；其中尖足者加委中、承山；足內翻加申脈，足外翻加太溪、照海；伴抽風者配鳩尾、合谷、太衝；食慾不振配脾俞、胃俞、足三里。

⑵操作方法：以上各穴常規消毒後，採用28號1.5～3寸不銹鋼針，除啞門穴緩慢撚轉進針，向前刺1寸左右即出針，不可提插，其他各穴進針後行小幅度提插撚轉，針感以患兒能耐受為度。上述各穴均不留針，每日1次，10次為1療程，間隔休息3～5天。

【典型病例】

鄭××，男，2歲半，初診時間：1990年5月29日。其母代述：患兒在1歲時因感冒發燒引起抽風，經住院治療後熱退，餘症好轉，繼則漸漸發現患兒四肢癱軟，表情癡呆，頸軟不能抬頭，當時未予注意，至患兒2歲時仍不會說話，反應遲鈍，曾到處求醫治療，均效果不佳。體查：患兒反應遲鈍，四肢肌肉遲緩萎軟，頸軟、獨坐不穩，經人扶手可走1米左右，且雙下肢呈剪刀步態，CT檢查提示：大腦發育不全，診斷為小兒腦癱。治擬補腦生髓、滋補肝腎。針刺華佗夾脊C7、L2、L3，配四神聰、足三里、懸鍾、啞門等穴，治療2次後，頭能抬高15度左右，雙足可平踩於地，但仍無力。1療程後經人扶手可行走10米左右，而且能學語，反應較前靈活，繼治3個療程，患兒能學說簡單口語，反應、運動及智力均接近正常同齡兒童，基本治癒。去年該兒生日時，家長來信喜告，孩子已上托兒所。

【現代治驗摘要】

張小莉等針刺夾脊為主治療小兒腦癱354例療效觀察，結果顯效（治療前後病情進展，主要功能得分進步12分以上，或各項總分進展之和達到20分以上）84例；有效（主要運動功能評分6分以上，總分合計10分以上）241例；無效（治療6～12週後進步不足以上標準）29例。總有效率91.8%。（《中國針灸》，2000，(5)：269）

馬新平等運用脊三穴為主治療小兒腦癱60例，結果基本治癒（言語、運動、智力均接近正常同齡兒）22例；顯效（言語、運動、智力在原來的基礎上有不同程度的提高，如俯臥：不能抬頭—抬至30度—60度—胸離床—俯爬；坐位：左右倒—半前傾扶腰坐—直立坐；立位：站立不穩（尖足交叉步）—牽手站—獨立走；手動作：手緊握—半張開—伸手—拿物）17例；進步（言語、動作較前改善）13例；無效（經治療3個月後無明顯改善者）8例。（《針灸臨床雜誌》，1996，(5)：28）

【按語】

小兒腦癱長期以來臨床常採取藥物、手術矯形、功能訓練或切斷脊神經根纖維等方法，但效果均未能肯定。針灸對小兒腦癱有一定治療作用，但療效因個體不同而有差異。目前在所有治療方法中以針灸療效最好（針刺華佗夾脊穴、頭針療法等），同時應配合腦部推拿按摩，促進局部血液循環。臨床觀察發現，患兒一般功能恢復先於智力恢復，經頭顱CT檢查明顯大腦發育不全者不及CT檢查無明顯異常者，在針治過程中，應注重患兒肢體的功能鍛鍊、思維、語言訓練，提高療效。本病短期內難以恢復，一般需4～6個療程，應鼓勵患兒家長堅持治療，年齡愈小，療效愈高。另外，本病應重視辨證施治，如伴有驚厥抽風者，應積極配合必要的中西藥物止抽；患兒體質瘦弱者，應先調理脾胃，以資生化之源，待身體恢復後再針治腦癱。

第六章　男性科疾病

第一節　慢性前列腺炎

【概述】

慢性前列腺炎是男性泌尿生殖系統常見症之一，尤多見於青壯年男性，分為特異性（結核性、淋病性）和非特異性兩種。多因急性前列腺炎治療不當，遷延日久而成，往往與尿道炎、精囊炎或附睾炎同時併發。本病在臨床上以排尿異常，會陰部、腰腹部的疼痛，性功能障礙為特徵。

【診斷要點】

⑴有感染病史。

⑵尿道灼痛不適、尿急、尿頻，或尿末流出白色濁液，或時時有黏液自尿道口溢出，會陰、肛周、恥骨上、下腹部、腰骶部、腹股溝、陰囊、大腿內側及睾丸、尿道內有不適感或疼痛，有時射精後疼痛不適、血精，或有早泄和性功能下降，甚至陽痿。

⑶直腸指診：前列腺可正常大或有縮小，質地不均勻，有壓痛。

⑷實驗室檢查：前列腺液有大量白血球或膿細胞以及巨噬細胞，培養有大量細菌生長；尿常規可見較多白血球及紅血球；尿三杯試驗第一杯及第三杯可見多數膿細胞；尿培養常能發現致病菌。

【治療方法】

1.梅花針療法

⑴取穴：主穴：夾脊L3～5，夾脊S1～4；配穴：關元、中極。

⑵操作方法：用皮膚針先叩關元、中極，中等強度刺激，以局部潮紅為度；再叩夾脊L3～5，夾脊S1～4；重度叩刺夾脊S1～4，以皮膚微出血為度，每日1次，10次為1療程。

2.針刺療法

⑴取穴：主穴：雙側夾脊S2～4；配穴：秩邊。

⑵操作方法：針夾脊穴，使針感向小腹及會陰部放射，針秩邊穴，針尖向前陰方向，進針3～4寸，以針感向前陰放射為佳，然後接電針儀，強度以患者能忍受為度，留針20分鐘，隔日1次，10次為1療程，療程間休息5天。

3.穴位注射療法

⑴取穴：雙側夾脊S2～4。

⑵操作方法：取胎盤組織液2ml，複方當歸注射液4ml，1%普魯卡因1ml，混合後注入骶夾脊，左右夾脊交替使用，隔日1次，10次為1療程，療程間休息5天。

【典型病例】

劉××，男性，30歲，工人。初診時間：1993年10月28日。因小便後流白濁反覆發作4年，時有尿道刺痛、尿後餘瀝不盡，會陰及睾丸少腹部脹痛。經多家醫院診斷為「慢性前列腺炎」，並用多種抗生素及清熱利濕、澀精固精之中藥治療，療效不佳。遂求治針灸，當時症見：小便後流白濁，伴有尿頻，時有尿道刺痛，尿後有餘瀝不盡之感，會陰、少腹部及睾丸脹痛，舌質稍紅，苔薄黃，脈弦緩。直腸指檢：前列腺表面不平、硬度中等，壓痛明顯。前列腺液鏡檢：卵磷脂小體(+)，白血球(+++)，紅血球(+)，膿細胞2～4個／高倍視野。採用電針夾脊S2～4為主，配合夾脊穴注射胎盤組織液治療2個療程後，諸症消失，前列腺指檢及前列腺液鏡檢均屬正常，隨訪2年未見復發。

【現代治驗摘要】

筆者曾交替採用注藥與針刺加電針法，治療慢性前列腺炎28例，結果治癒19例，好轉6例，無效3例。總有效率為89%。其中1療程治癒者10例，2療程治癒者5例。

廖輝採用點刺放血夾脊L4～S1治療慢性前列腺炎40例，結果治癒（臨床症狀消失，經B超檢查腺體正常，前列腺液呈陰性，細菌培養呈陰性）25例；好轉（臨床症狀消失，B超檢查前列腺體不同程度縮小，前列腺液（±），細菌培養（±））15例；無效（臨床症狀減輕，各種輔助檢查無改變）0例。總有效率為100%。(《中國針灸》，1998，(3)：147)

【按語】

慢性前列腺炎纏綿難癒，治療上有很多困難，而且目前治療方法非常多，治療方法多，也說明單一的治療方法在治療本病上存在一定的局限性。因此，慢性前列腺炎宜綜合治療，這種綜合治療還應包括患者良好生活習慣的建立及日常起居的調節。在治療方法的選擇上應根據具體情況而定。如在近期診斷為慢性前列腺炎，症狀較輕，而前列腺液檢查異常者，可單純電針夾脊穴，同時口服中藥，並配合前列腺按摩和熱水坐浴，便可取得較好療效。如症狀較重，病人難以耐受，針刺的同時，可選擇適當的理療，如中藥保留灌腸、直流電藥物離子導入、微波治療，一般都可很快緩解症狀。如症狀持續，而前列腺液檢查白血球數較多，細菌培養陽性者，可配合選用聯合口服抗生素或抗菌素前列腺注射療法，常可取得滿意療效。針刺治療慢性前列腺炎，療效肯定，安全可靠，無副作用，為慢性前列腺炎的治療提供了一個新方法。

參考文獻

伊遠平、郝學君，《中國特種針法臨症全書》，遼寧科學技術出版社，2000。

張濤，《針灸現代研究與臨床》，中國醫藥科技出版社，1998。

劉炎，《中華特種針療法》，上海科學技術出版社，1992。

程爵棠，《刺血療法治百病》，人民軍醫出版社，1997。

程爵棠等，《刮痧療法治百病》，人民軍醫出版社，1997。

王宇華，《實用針灸美容學》，江蘇科學技術出版社，1991。

邱茂良，《針灸學》，上海科學技術出版社，1985。

奚永江，《針法灸法學》，上海科學技術出版社，1985。

金百仁，《上海針灸雜誌》，1987，(1)：16。

王得亞，《按摩與導引》，2000，(5)：62。

李常度，《貴陽中醫學院學報》，1988，(4)：23。

王升旭等，《廣州中醫藥大學學報》，1998，(S：S)：70。

王升旭等，《針灸臨床雜誌》，1998，(11)：1。

張慰民等，《上海針灸雜誌》，1987，(4)：23。

程霞，《中國針灸》，1994，(1)：50。

孫文穎等，《針刺研究》，1996，(1)：60。

婁之聰等，《第一軍醫大學學報》，1996，(2)：87。

晉志高等，《針刺研究》，1996，(4)：50。

李楚芬等，《針刺研究》，1984，(2)：117。

張偉範，《中國針灸》，1996，(7)：4。

李欣欣，《河南中醫》，1985，(6)：13。

馬小平，《新中醫》，1999，(12)：22。

胡汝曰，《新中醫》，1994，(11)：30。

沈潔等，《上海針灸雜誌》，2000，(1)：29。

張永臣，《中國針灸》，1998，(12)：731。

郗海銘等，《中國針灸》，1999，(11)：654。
朱士濤等，《上海針灸雜誌》，1998，(1)：29。
金鏡，《中國針灸》，1997，(3)：138。
何樹槐等，《雲南中醫雜誌》，1985，(1)：43。
田德全，《山東中醫學院學報》，1995，(3)：177。
王英，《山東中醫學院96級研究生畢業論文集》。
郭靜，《山東中醫學院96年研究生畢業論文集》。
王予康，《山西中醫》，1995，(3)：29。
毛軍，《陝西中醫函授》，1995，(4)：44。
翁玉珍，《江蘇中醫》，1994，(4)：30。
任寶琴等，《遼寧中醫雜誌》，1987，(12)：37。
吳義新，《中國針灸》，1983，(1)：9。
田增光，《江西中醫藥》，1994，(5)：22。
仲躋尚，《中國針灸》，1983，(2)：31。
王維芳，《針灸臨床雜誌》，2000，(6)：49。
米建平等，《中國針灸》，2000，(9)：519。
徐凡，《針灸臨床雜誌》，1995，(8)：13。
呂雅芝，《中國針灸》，1988，(5)：12。
王萍，《針灸臨床雜誌》，2000，(11)：35。
于東歌，《針灸臨床雜誌》，1998，(3)：44。
陳國瑜，《湖北中醫雜誌》，1999，(2)：86。
肖四旺等，《新中醫》，2001，(11)：47。
王登亮，《江蘇中醫》，1995，(8)：32。
譚奇紋等，《中國針灸》，2000，(3)：133。
王書榮，《江蘇中醫》，1997，(11)：30。
程俊傑等，《河北中醫》，2000，(9)：692。
金亞萍，《上海中醫藥雜誌》，1992，(6)：36。
劉鳳花，《中國針灸》，1996，(11)：59。
王序海，《針灸臨床雜誌》，2001，(11)：14。

鄭惠田，《上海針灸雜誌》，1995，(S:S)：22。
廖輝，《中國針灸》，1998，(3)：147。
王偉，《中國針灸》，1997，(11)：691。
羅健，《中國針灸》，1995，(3)：13。
吳曉林，《針灸臨床雜誌》，1998，(6)：30。
孟憲鵬等，《長春中醫學院學報》，1994，(9)：40。
周先明，《湖北中醫雜誌》，1991，(3)：39。
張小莉等，《中國針灸》，2000，(5)：269。
馬新平等，《針灸臨床雜誌》，1996，(5)：28。
唐赤蓉，《江蘇中醫》，1990，(8)：32。
張明，《中醫外治雜誌》，2000，(3)：19。
許美純，《新中醫》，1983，(1)：34。
來鴿飛，《浙江中醫雜誌》，2001，(10)：454。
李生棣，《中國針灸》，2000，(9)：541。
霍國榮，《中國針灸》，1997，(7)：439。
肖蕾，《天津中醫》，2001，(1)：27。
馬豔采，《針灸臨床》，1997，(2)：18。
徐亞莉等，《針灸臨床》，1997，(2)：18。
仲躋尚，《浙江中醫雜誌》，1989，(8)：372。
劉琪，《陝西中醫》，1991，(11)：513。
張連城，《浙江中醫雜誌》，1990，(9)：423。
何祖書等，《針灸臨床雜誌》，2000，(7)：48。
胡玲香，《成都中醫藥大學學報》，2000，(1)：2。
侯婷婷等，《天津中醫》，2001，(4)：35。
昊玉珍，《針灸臨床雜誌》，1996，(10)：39。
袁曉宇，《針灸臨床雜誌》，1997，(6)：33。

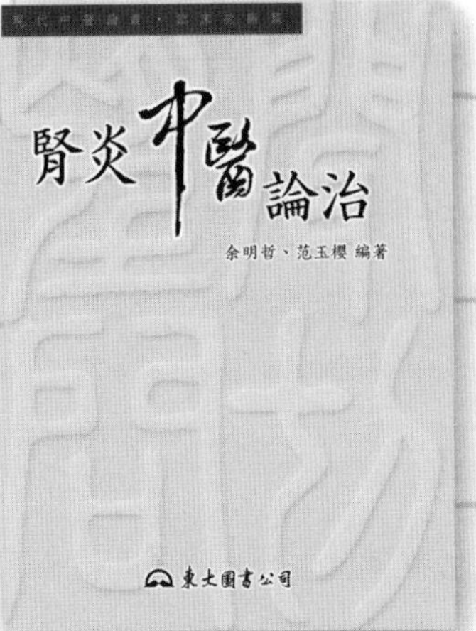

腎炎中醫論治

北京中醫藥大學　余明哲
上海中醫藥大學　范玉櫻　編著

急、慢性腎小球腎炎是危害人們身體健康的常見病、多發病，其臨床治癒率、緩解率低，給患者帶來極大痛苦，甚至危及生命。中醫工作者採用辨證論治觀點，對急、慢性腎小球腎炎進行多方深入的探討，取得了顯著的療效。本書收集當代醫家診治腎炎之名方、驗方、有效良方以及臨床效果顯著的中醫藥療法；並提供系統資料，彙編成書，供從事腎炎之臨床、科研同道參考、借鑒。

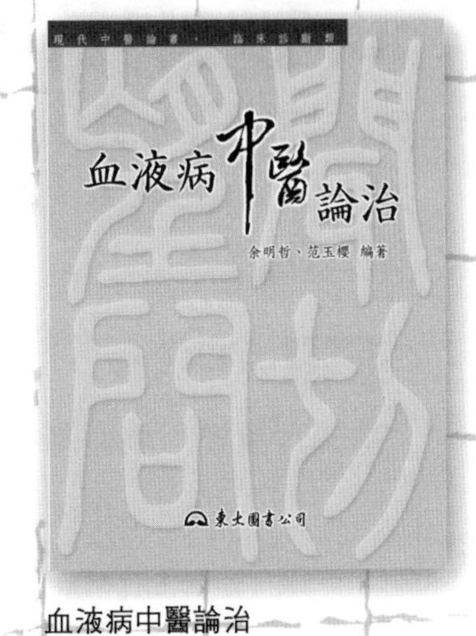

血液病中醫論治

北京中醫藥大學　余明哲
上海中醫藥大學　范玉櫻　編著

血液病為現代人重大疾病之一，凡原發於造血系統和主要累及造血系統的疾病，都為其範疇。中醫本「辨證求因、審因論治」之理論，積累了豐富的經驗，尤其在緩解西藥治療的毒副作用方面，發揮不可替代的作用。本書收集當代中醫醫家診治常見血液病之名方、驗方、有效良方百餘種，依症狀臚列方藥組成，條理層次分明、內容詳實，更便利讀者查閱應用，定能開擴讀者臨證思路，提高診療水準。

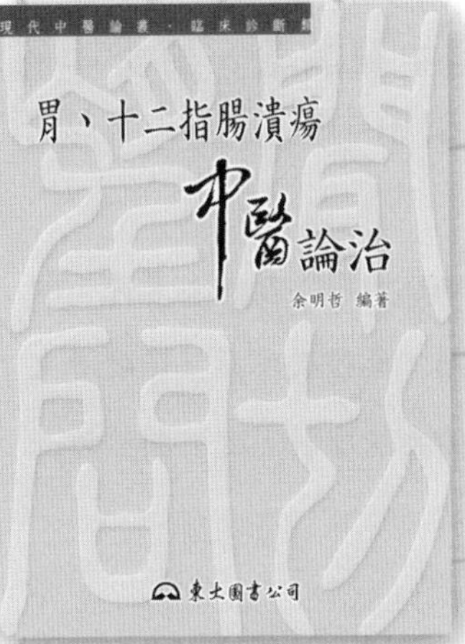

胃、十二指腸潰瘍中醫論治

北京中醫藥大學　余明哲／編著

消化性潰瘍是臨床常見病、多發病，可發生於任何年齡並長達數年之久；如防治不當，將引起嚴重的併發症，因此引起高度重視。近二十年來，中醫在消化性潰瘍的理論研究和臨床實踐，取得了豐富的經驗，研製出數量可觀且療效滿意的中醫方藥。為進一步推動中醫藥在消化性潰瘍治療上的運用，本書收集當代醫家診治消化性潰瘍之名方、驗方、有效良方以及臨床效果顯著的中醫外治療法，以「廣泛收集，精心篩選；名方之中，擇其高效；效方之中，取其優良」的原則編成。

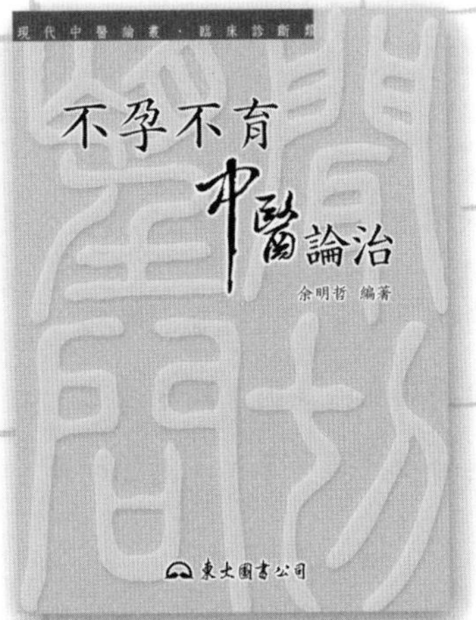
現代中醫論叢・臨床診斷類
不孕不育中醫論治
余明哲 編著
東大圖書公司

不孕不育症中醫論治

北京中醫藥大學　余明哲／編著

中華民族是重視子嗣傳承的民族，正因如此，不育症自古便受到多方關注，病家以患此為大辱，醫家以治此為奇能。有關中醫學對不育症的認識，在長期的臨床實踐中，積累了豐富的經驗，創制許多著名成方。為了進一步推動中醫藥在不育症治療上的運用，本書收集近二十多年來當代醫家診治不育症之名方、驗方、有效良方以及臨床效果顯著的針灸療法，提供這些方藥和療法的系統資料，希望對廣大中醫工作者臨床有所裨益。

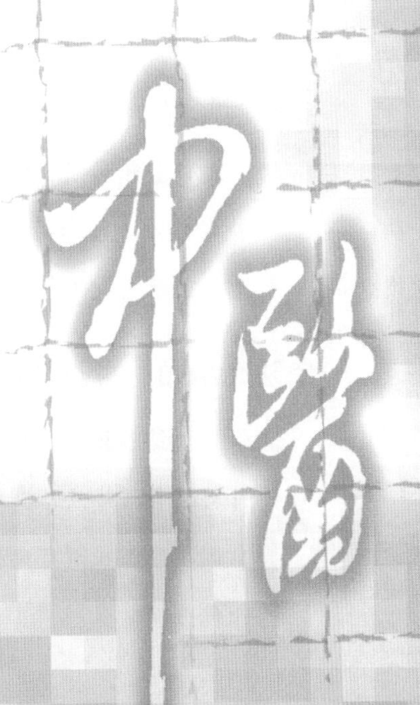
中醫

海峽兩岸中醫學界的空前巨獻

集合北京、山東、上海、江西、成都各中醫藥大學及國立臺灣大學、元培科學技術學院多位學者共同策畫編寫

現代中醫論叢

基礎理論類：中醫基礎理論學、中醫診斷學……等

介紹中醫學理論體系的重要專業基礎和入門課程，包括中醫理論體系的形成和發展，陰陽五行、藏象、氣血津液、經絡、病因病機等重要基本學說，診察病情、辨別證候的基礎理論知識和技能，中醫診療及防治原則等。

臨床診斷類：骨刺中醫論治、中風中醫論治、男科中醫論治、腎炎中醫論治、 血液病中醫論治、胃、十二指腸潰瘍中醫論治、不孕不育症中醫論治……等

為推動中醫藥運用，造福廣大患者，分類收錄當代各病症內服、外敷、熏洗、離子導入、針灸療法之名方、驗方、有效良方，並依症狀臚列方藥組成，不僅條理層次分明、內容詳實，更便利讀者查閱應用。這些方藥和療法的系統資料，定能開擴讀者臨證思路，提高診療水準。

病案討論類：當代中醫婦科奇症精粹……等

依各類病症收錄作者留心積累之典型案例，並精選近四十年來著名中醫書刊奇症驗案效方，每類皆先論理再列治法、方藥、驗案，最後以按語注釋闡明個人觀點體會，搜羅廣泛，嚴謹而詳實。

療法應用類：夾脊穴臨床應用……等

博採各類刊物相關研究之精華，結合作者臨床運用的切身體會，進行整理歸略。除詳述各種療法治應之範圍與原則、規律與機理，闡述相關病症的病因、臨床症狀、診斷要點，並附有典型病例與臨床有效例數的報導、治療的心得體會等等，對臨床運用頗有裨益。